儿童多动症父母自助手册

高淑芬◎著

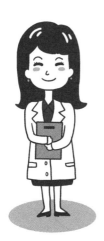

中国纺织出版社有限公司

著作权合同登记号：图字：01-2022-0266

图书在版编目（CIP）数据

儿童多动症父母自助手册 / 高淑芬著.–-北京：中国纺织出版社有限公司，2022.6

ISBN 978-7-5180-9072-3

Ⅰ．①儿… Ⅱ．①高… Ⅲ.①儿童多动症—防治—手册 Ⅳ．①R748-62

中国版本图书馆CIP数据核字（2021）第222768号

责任编辑：闫 星 责任校对：高 涵 责任印制：储志伟

中国纺织出版社有限公司出版发行

地址：北京市朝阳区百子湾东里A407号楼 邮政编码：100124

销售电话：010—67004422 传真：010—87155801

http://www.c-textilep.com

中国纺织出版社天猫旗舰店

官方微博 http://weibo.com/2119887771

天津千鹤文化传播有限公司印刷 各地新华书店经销

2022年6月第1版第1次印刷

开本：880×1230 1/32 印张：5.5

字数：65千字 定价：45.00元

不再彷徨无助

第一次接触注意缺陷多动障碍（ADHD）的孩子，是在住院医师儿童心理训练时期（1990年）。我记得当时的他老是坐不住，站着时全身不停扭动，时而发呆，时而玩弄橡皮擦，抓衣服，看看弟弟在玩什么，看护理师打字，碰弟弟，动诊间的东西，写名字，未写完就跑到外面篮球场，由窗户爬进诊间……他的多动、分心和不能等待，让我记忆犹新。除了见识到他的症状，我也看到他父母的疲惫无奈。做事一向循规蹈矩的我和乖乖牌的手足一起长大，那天才终于见识到，原来专心、坐好、耐心对某些孩子是这么困难，而他们的父母是那么的无助，那一刻我便决心专攻多动儿领域了。

1998年赴耶鲁留学之前，虽然已经有许多临床治疗

ADHD 孩子的经验，但是台湾地区对 ADHD 的诊断多有质疑，父母、老师及社会大众对这些孩子也有许多误解。我读了数百篇学术论文，深深相信 ADHD 是可以在临床上诊断出来的。

我带着两个孩子到耶鲁大学攻读博士学位时，研究主题即是多种族的 ADHD 长期追踪研究，因而亲炙欧美学者整体且多层面地研究 ADHD，深感他们的临床评估和治疗模式是值得效法的。3 年内获得博士学位、满载而归之后，我开始建立多种评估工具，包括问卷、量表、剑桥神经心理学计算机测验和时间知觉测验等，这些工具不仅用于 ADHD 个案及家族研究，也用于临床评估，并用来检测各种治疗模式的疗效。后来 ADHD 量表已广为学校、诊疗机构及小区使用，对筛选、辅助评估及疗效参考有不少贡献。

这 20 年来，我积极进行 ADHD 及家族的临床、行为、神经心理学、脑影像、肠内菌，代谢体及基因学研究，将研究资源及成果融入临床诊疗，让 ADHD 患者获得完整的评估及多方面的治疗。已发表近 200 篇国际期刊论文，到过多国演讲，但是因为忙碌的临床、教学、研究及行政工作，撰写一本以一般大众为主要读者群的 ADHD 专业书籍的心愿一直延滞着。2013 年，由于台大精神学医学部全体主治医师和心灵工作坊计划合作出版一系列的大众精神保健丛书，身为主任的责任感，迫使我这本书必须如期付梓，作为 17 本书的第一本，竟也就完成了我多年心愿。

为什么一直想撰写一本一般读者可阅读的 ADHD 书籍呢？理由是，我看过数千名 ADHD 患者，虽然每个人及家庭都有不同的表现及问题，但是有许多共同的特征和困难，处理的方式及建议即使不尽相同，原则和方法也多有雷同，再加上门诊时常不容许医师提供足够的诊疗咨询时间，要让父母和老师在有限的诊疗时间了解及学会有效的亲子沟通和行为处理技巧，一本随手可得、随时可读的大众书籍绝对是不可或缺的。此外，由于网络发达、言论自由，时有不正确、误导 ADHD 成因及诊断的评论，甚至抨击具有实证的治疗方式，造成患者、家属及治疗者的困扰，诊间有限的治疗时间难以恰当得宜地使用，工作超时的我，也无力无心去回应这些文章和报导，因此更坚定了我写书的决心，以提供正确的ADHD知识及治疗。相信针对所有的迷思和问题，应该都可以在这本书中找到答案。

这本书包括四大部分：一、认识ADHD，二、ADHD的诊断及成因，三、ADHD的药物治疗，四、ADHD的行为治疗。撰写方式是以我过去针对父母、老师及青少年患者的4次大众演讲为基础，再加上长期的临床经验和本土研究结果。

若要问这本书和坊间ADHD的翻译书有何不同？可以说，这本书就像我给父母或患者在诊间数小时至数十小时的咨询，让他们知道什么是ADHD，孩子在身心层面、多情境下的表现为何？为什么孩子是ADHD？我是怎么诊断的？孩子只是有些症状或严重到符合诊断时，父母及老师该如何以行为治疗改善他们的行为？而当诊断确定了，对家中、学校的人际和学习已造成明显障碍时，何时需要开始接受药物治疗？如何预防和处理可能的副作用？

有了这本书，就好像读者可以随时找到高阿姨解答困

惑，不必冗长地等待门诊，不需要彷徨无助，不必漫无目的
地寻找网络文章，不再找不到人诉苦。

20年来，我从患者及父母身上学到了很多，是他们教会
我什么是无条件的爱与包容，什么是有责任的管教和沟通。
无数的孩子和父母在我面前哭泣，也有不少人因等门诊太久
不耐烦，指责我，抱怨我偏心，给前一个孩子较多时间。无
论多晚、多忙我都尽我所能把时间给他们，因为他们已成为
我生命中重要的一部分，让他们发挥潜能，健康快乐的成长
已经是我的使命了。

而在我的体力和时间越来越有限的现况下，我深深感到
无法满足患者及家属渴望延长诊疗的需要，我希望这本小书
可以部分解决目前儿童精神或心智科诊疗ADHD患者的困
境。这本浅显易懂、不失专业的ADHD自助助人书籍，一定
可以为父母、老师、助人工作者等带来最大帮助。2021年，
本书的中文简体版终于问世，相信通过文字的交流，更够帮
助更多两岸华人的家庭，协助家有多动儿的父母成为得心应
手、快乐的称职父母，多动儿也可以在爱与同理的环境下成

长、自由挥洒。

最后，我要感谢 ADHD 患者和所有的父母！我从你们身上学到了爱与尊重，也谢谢你们激发了我的研究热忱，让华人的 ADHD 医疗有更进一步的发展。

高淑芬

2021 年 7 月

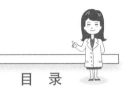

目　录

挫折的孩子，失落的父母

以下 3 个案例的主角，虽然性别、年龄不同，却都因为健忘、好动、不专心、缺乏耐性，让身边的人伤透脑筋。大人们以为这是故意捣蛋、屡劝不听，于是为他们贴上"不听话""坏孩子""没礼貌""不负责任"的标签，却不知道这些麻烦行为的背后，还有一种可能性：他们或许是 ADHD 患者。

 案例一

无法乖乖做功课的小宝

陈爸爸跟小宝的关系一直很紧张。陈爸爸对孩子有很高的期待，花了很多的心思栽培他，无奈小宝读书老是不专心，写作业拖拖拉拉，每次考试分数都很难看，而且都是粗心犯的错。

陈爸爸最近买了新房子，为了让小宝好好念书，他特别布置出一间漂亮的书房，书桌正对着大窗户，窗外有绿意盎然的公园，书桌旁还摆了一个大书架，上面摆满童书跟小宝心爱的玩具。他期待小宝会在这么棒的书房里，好好读书。

小宝很喜欢他的新书房，但是，却变得更不专心。只要外面公园里有什么风吹草动，一只小鸟飞过、一阵笑声传来，小宝这个好奇宝宝就会立刻探头出去，一看究竟。

每天回家前，陈爸爸都打定主意，不断提醒自己："今天绝对不要动气，要好好说话，只要小宝表现好，就以冰激凌为奖赏。"可是一踏进书房，他看到书架上的玩具、绘本扔得到处都是；小宝的功课依旧没写完，写字就像鬼画符，还嬉皮笑脸一直顶嘴。陈爸爸忍不住教训了小宝一顿，看到孩子眼泪汪汪的样子，内心无比失落懊恼："我这样费尽苦心，他为什么不听话？他明明就不笨，为什么不能专心？他小时候那么可爱，为什么上学后就变了样？"

直到医师确认，小宝有明显的专注力问题，陈爸爸才恍然大悟。原来小宝不是故意要赖，而是先天体质就容易分心。陈爸爸听从医师的建议，把书桌从窗边移开，面对一面白墙，桌上除了课本之外，不放任何玩具或图画书。只要认真写作业十分钟，小宝就可以站起来玩一玩，爸爸不再强求他一口气把功课写完。经过这样的修正，小宝果然有明显的进步，父子之间再也不必剑拔弩张了。

▶ 案例二

停不下来的跳跳虎

活蹦乱跳的小初是老师眼中的大麻烦。他身上就像装了一个小马达，整天跳来跳去一刻不得闲。下课时，同学们都在走廊上好好走路，他非要横冲直撞；上课时间，大家都乖乖坐好，他却老是东张西望，一下子翻书包，一下子玩橡皮筋，不然就像没骨头似的，把头搁在桌上，身体在椅子上扭动。当老师制止他，他安静不到5分钟，右手就又不安分地游过自己的座位，越界到隔壁同学桌上。他很爱讲话，声音又大，什么事都要抢先发表意见；他还爱插队，大家都在排队拿午餐，他却把别人推开抢第一。他变成了全班公敌，大家都骂他，老师也常处罚他，他虽然答应要改，但不久又故态复萌，让老师非常头痛！

小初知道同学和老师都讨厌他，心里很难过，却没办法克制自己，也没办法保持耐心。经过医师诊断，确认他有多动的症状，才让他摆脱"故意捣蛋"的罪名和标签。医师利用门诊时间，教他一个简单的方法："数数字"，每当他快要失去耐心时，就提醒自己要忍耐，先从1数到10，再想想下一步该怎么做。

经过一段时间的反复练习，小初的行为有了明显改变，至少不会再冲动抢话，或胡乱推人，老师适时给予赞美，同学们也不再骂他，让他很有成就感。

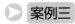 案例三

从健忘变忧郁的迷糊妈妈

王太太超级健忘，从小妈妈就常骂她"不负责任"，上学老是忘记带书包、便当、课本；长大后，自己当了妈妈，却不改习性，有时候连要接送孩子的时间都忘光光。她的迷糊和健忘，让她经常受到责备，也习惯懊恼自责，长期信心低落，甚至得了抑郁症。

更糟糕的是，她发现孩子跟她一模一样，老是忘东忘西、丢三落四、开了水龙头就忘了关，老师交代的事转身就忘，脾气又很急躁，情况比她还夸张。"这难道是遗传吗？"王太太非常担心，带着孩子到医院检查，才知道孩子患有 ADHD，而她自己经过鉴定，同样也是

ADHD 患者。

王太太在错愕之余，却也如释重负。原来她跟孩子的健忘都有原因，并不是因为太懒散，故意让生活变得乱糟糟。她学会坦然接受自己和孩子的"缺陷"，不再自责，并接受治疗，抑郁症竟然也好转了。

王太太深感庆幸地说："医师告诉我，ADHD 患者很容易因为长期受挫，导致抑郁。还好我及早发现，才不会让孩子跟我一样，一路被骂长大，一直活在自责和没有自尊的阴影中。"

究竟什么是 ADHD？遇到这样的孩子，父母和老师要如何面对？通过本书的说明，希望促使大家对 ADHD 孩子有更多的了解，以正向态度帮助他们，让这些孩子可以循序学习、快乐成长，活出属于自己的美好人生。

第一章
认识注意缺陷多动障碍

他们粗心大意、横冲直撞、大声嚷嚷、没有耐性……但是这些暴冲的小孩热情十足、充满活力、有创意；只是需要比较多的体谅和包容。

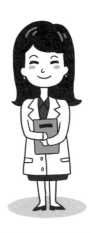

"注意缺陷多动障碍"（Attention-Deficit/Hyperactivity Disorder，ADHD）是现代家庭、学校和社会不能不面对的问题。根据统计，台湾儿童罹患 ADHD 的比例为7% ~ 8%，也就是 100 位小朋友中，有 7 ~ 8 位可能是 ADHD 患者，平均每个班级都会出现 1 ~ 3 位。

小孩子天生活泼好动，一群孩子聚在一起就像小麻雀，吱吱喳喳、七嘴八舌，而且现代孩子比较有个性，喜欢发表意见，也喜欢到处探索、爬高窜低，这些都是正常的。在一群跑来跑去的小朋友当中，要如何分辨谁是正常的好动，谁又是需要帮助的 ADHD 儿童呢？

医学小常识

ADHD 的流行率

1. 世界各国研究的流行率，介于 5% ~ 10%，平均为 5.3%。
2. 台湾地区 ADHD 儿童患 ADHD 的比例大约为 7% ~ 8%。
3. 美国全国性调查，成人 ADHD 患者大约占总体的 3% ~ 4%。
4. 性别差异：男多女少。

★以上流行率与社会经济水平、智商无关。

什么是 ADHD

顾名思义，"注意缺陷多动障碍"的主要症状，包含两个方面：一是注意力不足，二是有多动和冲动的表现。

怎样才是注意力不足？

我们做任何事情，即使是听音乐、收拾书包、打扫房间、听人家说话、写功课、走路、开车、拿东西等这些日常小事，都需要专注力。

有足够的注意力，才可以专心完成一件事情，如果注意力不足，就容易分心、恍神、健忘、出错、拖延。

注意力不足的孩子有一些常见的特征：上课容易发呆、做白日梦、分心、坐立难安、东张西望、忙这忙那、扭来扭去。因为专注力不足，他们做事总是拖拖拉拉、心不在焉、半途而废、缺乏耐心、光说不练、粗心大意，东西杂乱无章，缺乏时间观念，让大人很头痛。

总括注意力不足的行为特征，包含下列六个方面。

1. 容易分心

他们的注意力很容易被外在不相干的声音、影像、事物等刺激所吞噬，任何风吹草动都可以把他们的心思带走。写功课时，一只小鸟飞过，他的心也跟着飞走了，卡车轰轰经过，他的思绪也跟着滚动，忘了自己身在何处，更忘了桌上才开始写的功课。

跟人聊天时，容易从A话题，转到B或C话题，有时忘了回到A话题。本来和甲说话，乙或丙走过时，打个招呼、说了几句话之后，便无法好好跟甲继续说话，信息也接收得零零落落。他们的心思就像断线的风筝，随着热闹好玩的世界到处飘游。

2. 无法持续专注力

不论是玩耍、日常生活或做功课，他们的专注力都无法持续，发呆、停下来、动作慢、拖拖拉拉，凡事要人提醒、叮咛。因此，他们不喜欢且会逃避需要持续专注力的事情，例如做功课、写报告、阅读长篇文章和详细的说明书等。

3. 健忘

太容易分心的后果之一，就是健忘。叫他们下楼丢垃圾，才走到巷子口，就被便利商店新推出的玩具吸引，下一刻，又看见可爱的小狗，忍不住蹲下来跟狗玩，垃圾车都开走了，那包垃圾还拎在手上。

每天固定要用的上课用品，他们也没办法准备好。收书包时被桌上的漫画书吸引，原本该拿的数学课本和作业簿就忘了；每天出门都要进进出出好几趟，不是忘了带运动鞋，就是找不到水壶，有时甚至连书包都忘记拿。去学校的路上，一下跟同学打闹，一下站在树下看毛毛虫，看到忘记了时间，每天上学都迟到。到了学校，不只没带课本和作业，连妈妈千叮咛、万交代的班费也忘了带。短短一个早上，就能把妈妈、老师、班长都惹生气了。

4. 粗心大意

他们很难注意细节，老是找不到东西、看错数字、算错零钱。做劳作时，剪刀明明就摆在眼前，但他就看不到。妈妈叫他穿外套，他不是大喊大叫："妈妈，找不到啦！真的没有啦!"就是衣服穿反,纽扣乱扣,袜子混搭。他们的成绩通常不好,考试时常会出错,考题明明都会,却老是看错题目、漏算数字、少写笔画,或填错答案,真是冤枉。

5. 常常掉东西

他们并没有记忆功能损伤的问题,但是因为不专心,很多事情根本没有记入脑袋里,东西拿到哪里就放到哪里,一回头又找不到,也经常弄丢随身物品。念小学时掉铅笔、作业簿、橡皮擦,这是常态;长大一点就掉手机、钱包、雨伞。放学回家,经常因为找不到钥匙而被锁在门外。妈妈摇头又叹息:"我是不是该打一条链子,把所有东西都链在你身上,才不会掉光光?"

他们不只掉东西,还会忘记时间,包括交作业的时间、考试的时间、跟人约定的时间、同学集合的时间、该上床睡觉的时间……迟到和迟交作业,在他们的生活里司空见惯。

6. 生活习惯差

他们没有耐心专注于细节,生活习惯当然是一团乱。每天放学一进门,爸妈就得跟在屁股后面收拾残局:"说过多少次了，袜子脱下不要乱丢！""书包收好，不要扔在门口！""玩具不要丢得到处都是，不小心踩到跌倒，怎么办？"走进房间，大人更是火大，故事书、课本、脏衣服、折好的衣服、零食、纸飞机、蜡笔、水杯，扔得到处都是，连站的地方都没有，要教他们收拾干净，更是一场不可能的任务。

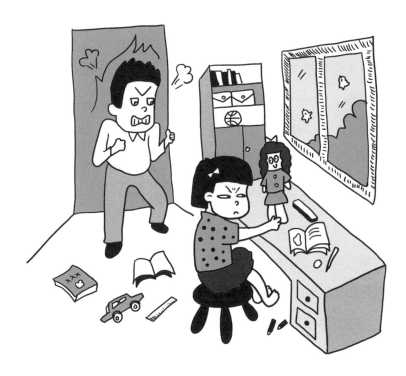

多动儿不只房间乱，书包也很乱。因为怕忘记，他们干脆把所有东西通通塞进书包里，连纸屑、便条纸、用过的卫生纸、糖果袋，也都先塞进去再说。爸妈每次看到圆鼓鼓书包里的东西，总是忍不住生气。孩子整天被骂、被念叨，当然也不好受。

有个孩子在门诊时，很难过地说："我每次用完棉花棒都忘记丢，妈妈帮我把垃圾桶摆在书桌旁，我还是忘记。今天早上妈妈很生气，要我自己算一下，累积一个多月，桌上已经堆了72根棉花棒，可是我又不是故意的。"孩子委屈，妈妈也无奈，母子关系越来越紧张。

怎样才是多动／冲动？

过度好动／冲动，是ADHD儿童另一个显著特质。他们精力旺盛、上课坐不住、整天动个不停，而且很急躁多话、动作粗鲁、爱管闲事，常常被同学骂。父母得不断拉住他们，免得他们冲来撞去，祸从口出，再次闯祸。他们的多动／冲动反应，经常表现为下列的行为。

1. 走路横冲直撞

他们很难好好走路，老是用跑的、冲的，甚至跳来跳去，一点也不怕危险。他们在学校走廊上蛇行奔跑，过马路也不看红绿灯，不管有没有来车，直接向前冲，不但经常撞到别人，也常害自己跌倒受伤。这样的冲动行为随着年龄增长，会逐渐改善。

2. 坐着犹如针刺

要他们乖乖坐好，简直比登天还难。他们的屁股上好像点着一把火，椅子仿佛是个针毡，全身像毛毛虫一样扭来扭去。如果命令他不准乱动，不到三五分钟，他就受不了了，一下抓头发，一下咬衣角，一下转铅笔，时刻不得闲，如果真的太无聊，他就在课本上乱涂乱画，把边边角角折到稀烂。

有个小男孩来到门诊。他被学校女同学投诉是"色狼"，因为他上课老爱东趴西倒，碰触到别人身体也不在乎。坐在他两边的女同学受不了，联合起来跟老师告状。小男孩倒是振振有词，忿忿难平："医师阿姨，她们真的很奇怪，明明是丑八怪，还非要说我喜欢她们！"

他在老师面前也是这样说的，因此这两个女同学听了更生气了。但我知道小男孩是被冤枉的，因为他连到门诊就医，也是把头搁在桌上，好像没骨头的虫，屁股在椅子上转过来转过去，无法克制自己。

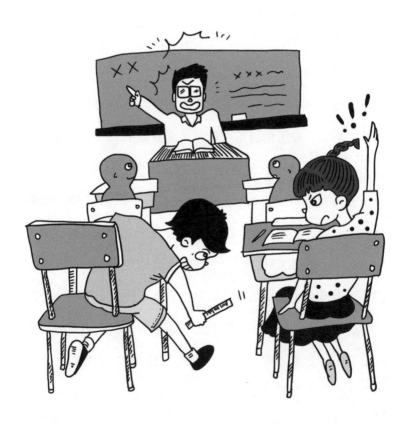

3. 说话大声无礼

这些孩子很爱讲话，嘴巴跟身体一样，停不下来。看电视喜欢把音量开得很大，还会跟着大声唱歌、跟电视里的人物应答、起身跳舞。吃饭的时候也讲个不停，一点都不顾餐桌礼仪，常吃得满桌饭粒，还比手画脚大声发表意见。

他们讲话不会看场合，想讲就讲，也不会三思而后行，想到什么就脱口而出。即使在地铁车厢、图书馆等安静的公共场合也是这样。他们知道这样不对，但还是没办法控制自己兴高采烈地大声嚷嚷，让人误以为他们完全不在乎别人的眼光。

他们很爱插嘴，经常打断别人谈话，又爱多管闲事、发表议论。有时候父母在讲电话，请他小声一点："妈妈在跟老板讨论工作，不可以吵，不然我会被老板开除。"他当然不希望妈妈丢了工作，但是憋不住，没多久又开始忘形地大声喧哗。

4. 没耐心，无法等待

他们总是很急躁，缺乏耐心。从小到公园玩滑梯，滑下来之后马上又冲到前面，好像那个滑梯是他一个人的。放学回家，明知道妈妈很忙，非要挤到厨房叫妈妈帮他拿东西，叫他等一下，他嘴巴上说"好"，却又一下子就跑进厨房催促，非要马上拿到不可。

他们不耐烦排队，每次遇到大排长龙的场合，就在旁边一直问："好了没？好了没？可以走了吗？"如果让他们自己排队，又很可能口无遮拦，大声碎碎念着："怎么这么慢？前面那个慢乌龟，可不可以快点儿？"让父母恨不得有个地洞可以钻，他们却神色自若，丝毫不认为自己说错了什么。

医学小常识

ADHD 儿童常见的行为特征

不专心： 不会注意到细节、粗心大意、无法持续专注、注意力分散、听话时心不在焉、没耐心听完指示或吩咐、需要他人不停提醒日常生活事务、东西很乱、忘东忘西、丢三落四、常弄丢东西、没有时间观念、动作慢、拖拖拉拉。

多　动： 跑来跑去、爬高爬低、不怕危险、精力旺盛、不觉得累、上课坐不住、坐着时身体扭来扭去、玩耍时较吵需要他人提醒、动作较粗鲁、运动协调不佳、碰触他人身体或物品、肢体动作多、易惹人厌或被误会打人、爱讲话，甚至在不该说话时说个不停。

冲　动： 没有耐心、打断或干扰他人、话多、插嘴、没耐心听别人把话讲完、好管闲事、热心过度、爱出意见、难与他人轮流、无法等待等。

ADHD 儿童的成长历程

从以上的行为描述中，我们可知 ADHD 儿童具有独特的行为表现，真是既可爱又让人头痛。可以想见，身为他们的父母要承担多少的压力，以及外界的误解，而这些孩子在成长过程中，又会遭受到多少的批评与挫折。

随着社会对多动儿的日渐重视，有些新手父母看到孩子活泼好动、好管闲事、意见很多，就开始担心："这样算不算 ADHD？"确实，好动和多动，有时并不容易区分。我常安慰父母们，不需要太过紧张，也不要太早为孩子贴标签，通常要等到四五岁，甚至进小学的时候，我们才有办法判断一个孩子是否有注意力缺失或多动问题。

ADHD 是早发型的神经发展疾病，一出生就已经存在，只是年纪太小的时候，并不容易凸显出来。随着认知行为发展逐渐成熟，ADHD 孩子的行为特征跟同年龄小朋友比较之后，才会越来越明显。

学龄前——关不掉的小马达

学龄前的孩子主要都是在玩耍，注意力不足的问题不容易显现，因为没有太多事情需要他"专心"。除非连"玩"都不专心，不断换玩具，没两分钟就失去耐心，丢得满屋子都是玩具，或者玩游戏和听故事时也一直分心，大人才会观察到他的专注力似乎有问题。

这个阶段的行为特征，主要以冲动、多动的表现为主，他像个停不下来的小马达，整天横冲直撞，常常跌倒或者是碰撞受伤，身体到处都是瘀青，不明就里的人还以为他们是受虐儿。他们玩滑梯会倒着滑，下楼梯会跳着下，过马路用冲的，走路用跳的，完全不管有没有来车或红灯是否还亮着。外出时，爸妈只好紧紧牵着他们，但又常牵不住，只好跟在后面紧张大叫提醒："小心！要撞到人了！看车子！……"

多动儿的"对立违抗性"比较强，你叫他往东，他偏要往西，不太愿意听从指令。他们通常体形较瘦，因为连乖乖坐着吃饭都没耐心，吃两口饭就跳起来东奔西跑，妈妈只好端着饭碗一路追着喂。

曾经有个母亲在门诊时伤心落泪，因为孩子要念幼儿园，却没有学校肯收他，父母愿意多付些钱都没用，四处碰壁。妈妈哭得很难过，孩子却自顾自地在诊间爬上爬下，甚至跑到医师的计算机前，好奇地东摸西看，像上了发条的机器人一样停不下来。

妈妈一面拭泪，一面诉说心中的委屈："每次带他出门，压力都很大，很多人用眼光或言语责备我没有把孩子管好，但是他根本管不住。在幼儿园里，他老是喜欢去碰撞别人，或者抢别人的东西，其他孩子都不喜欢跟他玩，家长也来跟园长告状。我为了他，把工作辞掉，就是要专心训练他。但是家族聚会时，长辈还是一直骂我、骂孩子，认为我太宠他、太放任，才让他变成这样。"

现代小家庭的人口少，家里环境很单纯，所以在幼儿时期，ADHD孩子顶多被认为是"顽皮""好动""不好带"，并不容易看出异状。上了幼儿园之后，有机会跟同年龄的孩子互相比较，大人们才渐渐看出差异。不过，因为幼儿园生活还是以玩乐为主，所以征兆还不算太显著，通常要等到小学，孩子们开始学习"社会化"的规范时，真正的差异才会清晰浮现。因此，在门诊时，我通常会劝父母不要太心急，不论是否为 ADHD，孩子的行为问题都可以经由亲职教育咨询及行为治疗来协助改善。等到孩子上小学后，若没有改善，确诊为 ADHD，就可以考虑药物治疗。

小学时期——心不在焉的小斗鸡

ADHD 的定义之一，就是孩子的行为与实际年龄的认知、社会、情绪发展不一致。例如同年龄的孩子一起坐在教室，大家可以安静 1 个小时，他却只能安静 5 分钟；大家可以认真看着老师，听老师说话，他的小脑袋瓜却老是转来转去，一下子看窗外，一下子想要站起来，一下子跟同学讲话，不然就是扭着身体跌到地上；大家都记得老师交代的事情，他却一问三不知，信息完全没有存进内存，联络簿也抄不完整；大家可以把自己的书包收拾整齐，他却丢三落四，书包乱七八糟，一天到晚掉东西。从这些具体行为的比较中，我们可以明确知道这已经不是个性气质或故意顽皮所造成的差异，而是认知行为功能不足所造成的结果，这些对比于同年龄孩子的明显差异，可以得到较确切的 ADHD 诊断。

进入小学是孩子接受"社会化"过程的正式起步。ADHD 孩子在小学阶段，开始要面临人际和学习的压力与挫折。

1. 人际的挫折：年级越高，人缘越差

在幼儿园甚至小学一、二年级的时候，ADHD 孩子的人缘有可能还不错，他们活泼开朗，整天嘻嘻哈哈，很爱搞笑，而且很爱管闲事、热心助人，什么事都要凑一脚。他们也很容易被激、被怂恿，大家不敢做的事情，只要跟他讲，他马上第一个冲出来，不管是跳下围墙捡球，还是帮全班向老师发声，他都不怕，有时候反而成为小朋友心目中的英雄。

到了小学三、四年级，他还是跟以前一样，没有危机意识，不知道某些行为会惹别人生气，但同学们渐渐都有了自己的想法，ADHD 孩子本来的优点都变成缺点了。本来笑语如珠的他，因为不懂得踩刹车，就变成"白目"❶。譬如同学们在说话，他老是爱插嘴，经常被赶走；同学在下围棋，他站在后面不断发表意见，大家觉得很烦，纷纷叫他闭嘴。他不喜欢等待，老是爱插队；不耐烦听人讲话，老是自顾自地讲不停，不让别人有开口的机会；因为缺乏耐心，当事情不顺他的意，或是建议没有被采纳时，他就很容易发火和生气。

因为这种种行为模式，他在学校的人缘越来越差，甚至连老师也不喜欢他。他们也不是没有反省能力，总是在人际受挫后，感到懊恼后悔，但下次又犯了同样的毛病，因为他在当下总是克制不了自己。

人际关系不好，很容易影响孩子的自信心，让他们变得越来越退缩，甚至渐渐退回到自己的世界，宁愿一个人玩电脑游戏，也不愿意跟同学一起，觉得跟人相处好困难，怕自己一不小心又惹大家生气。长期的孤单和孤立，对他们的身心健康，可能造成更多的问题。

---

❶ 来自闽南语，意指看不清状况，明知不可为而偏要做，以致引来别人白眼。——编者注

2.学习的挫折：缺乏正向回馈，认为上课很无趣

ADHD孩子的智商一般在正常范围，甚至有些孩子智商颇高，但是他们的课业成绩往往不佳，因为分心、不专注，无法专心学习，作业常忘记交，考试又会粗心犯错，所以他们经常挨骂。

由于他们缺乏耐心，很渴望"立刻"得到回馈，通常很喜欢计算机游戏，因为画面一直变换，不需要长期专注，又能满足新奇感，而且每个动作都可以得到立即回馈，看到分数的鼓励，听到轻快的音乐、过关的音效，并且Game Over（游戏结束）之后马上可以重来……跟学校课业比较起来，这些元素更容易让孩子有成就感，让他们更沉迷。相对的，若面对需要长期学习、努力记忆、慢慢累积的学科，他们就会轻易宣布放弃，半途而废。

另一个学习上的困扰，是来自老师的排斥与拒绝，因为他们在课堂上的表现，常常为老师带来麻烦。在老师眼中，他们不易管理、调皮、吵闹、不安分、喜欢干扰别人、容易跟同学争吵、不肯专心听课、常常犯错、好争辩、歪理很

多、屡劝不听，即使处罚过后依然故我。许多老师甚至认为他们是故意捣蛋、生性顽劣，对他们越来越严厉或冷漠，甚至希望孩子转班、转学，眼不见为净。

曾经有个孩子，总是忘了洗便当盒，没吃完的东西忘了倒掉就发霉，因此受到同学们的取笑与排挤。ADHD 孩子不仅因课业问题被贴标签，更常因生活习惯问题而影响其在团体生活中的人际关系。在学校不断受到同学和老师的拒绝，学习成绩又不佳，常常让他们在门诊的时候一脸沮丧，甚至失去上学的动机。这时，医师必须协助孩子和父母，一起讨论如何改善孩子的处境，以及如何与老师沟通合作，让孩子在学校可以快乐学习。

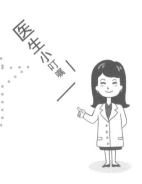

医生小叮嘱

ADHD 孩子并非故意调皮捣蛋，而是有天生的障碍。千万不要为他们贴上"坏孩子"的标签喔！

中学时期——孤独的叛逆少年

进入中学之后，课业负担和考试压力越来越重，连一般青少年都大喊吃不消，何况是无法维持专注力的多动儿。可以想见，ADHD孩子在这阶段的学校生活，将遭遇到更大的困难。

中学阶段也是所谓的叛逆期，一般青少年在面对权威压力或遭受误解时，也会开始顶嘴、对抗、生气，甚至心怀怨怼，觉得全世界对他都不公平，所有的事情都是别人的错，或产生自怜自艾的情绪。更何况是ADHD孩子，他们从小经常被骂和受挫，心中难免累积了很多委屈感和孤独感，到了青春期，对立违抗性更容易被强化，这是父母和师长们要多加关心和注意的。

ADHD孩子在中学阶段所面临的困境，分成课业和人际关系两方面来加以说明。

1. 课业压力：成就感低落，难以承担责任

无法应付课业压力是ADHD孩子从小到大的一贯难题。小学时代功课比较简单，爸妈还可以出手帮忙，一面

自我解嘲："我晚上教你写作业，比白天上班还要累！"到了中学阶段，课业的难度、复杂度与分量都很大，大多数父母仅能陪伴而无力再帮忙，孩子得自立自强、独立面对。

ADHD孩子既缺乏耐心又容易急躁，看到眼前堆积如山的作业，他们可能很快就举手投降，自暴自弃："反正怎么样都写不完，明天一定会挨骂，干脆通通不要写算了。"长期受挫的无力感，加上挨骂已经成了生活的一部分，让他们觉得一切都无所谓。

有些孩子很害怕重演被处罚和责骂的历史，为了保护自己，就学会了说谎、隐瞒、作弊、推诿责任，把过错怪在别人身上。比如不小心打破碗，爸妈还没开口，他马上先说："不是我！"或者"都是你的错。谁叫你把碗放在那边。"在学校，他乱跑撞到人，或弄坏同学的文具，面对老师的质问，他也振振有词："是他故意挡在路中央，才害我撞到他的。""是他的铅笔太烂了，我又没有怎么样，一摸到它就坏掉了。"连同学不肯借他作业抄、考试成绩太差，他也有话说："我们班的人都好小气！""数学老师意见最多了！"

这些行为如果日渐恶化，原本单纯的课业问题，会渐渐演变成复杂的品行问题。当老师和同学们愈排斥他、孤立他，学校生活对他们而言就越来越无趣，一点吸引力也没有，甚至可能引发逃学、拒学、违规等品行问题。

2. 人际关系：好奇心重，易受引诱

ADHD 孩子喜欢新奇的事物，又缺乏危险意识，很容易受到外界引诱。当好朋友拿出香烟，以话语刺激："你敢不敢抽烟？"他为了表示英雄气概，可能马上接过烟来，大抽一口。当他发现，抽烟可以排解等待时的无聊，降低烦躁感，他可能就会喜欢上抽烟的感觉，只要心里烦，就以抽烟解闷。同样的模式，他们可能因为好奇、好玩、消除无聊、有义气、很有趣等原因，在别人的刺激和鼓动下，染上一些不良习惯。

此外，他们在学校里人缘不佳，如果外面有人愿意跟他交朋友，带着他一起尝试"乖孩子"不会做的事，让他觉得自己很帅、很有勇气、很厉害，他也可能加入外面的团体，而跟学校生活日渐远离。如同磁铁的两极，家庭和学校排斥他们，就会更容易让他们被外面的团体吸走。

有些孩子比较单纯，不喜欢跟外面的朋友厮混，但长期受挫的情绪缺乏出口，可能转变成其他身心问题。ADHD孩子原本就比较急躁、冲动、容易紧张，如果父母和老师在管教上过度严厉，强制要求他们做一些做不到的事，他们可能会有负面思考、抑郁、焦虑的反应。他们也可能变得退缩，不愿意跟人互动，宁可沉迷于网络世界，或以药物纾解压力。有一对苦恼的父母带着少年患者来到我的门诊。我一直记得那孩子的委屈表情。他在几天前，一个下大雨的深夜，跳窗户逃家。父母心急如焚，找了好久，终于找到了他，但父母不断逼问他原因，他却一句话也不说。父母只好把他抓到我的面前。

坐在门诊室里的他，歪着头，一脸难过，看样子应该已经被他爸妈大骂过一顿，让人看了感到很辛酸。有家的孩子却宁可待在公园睡觉，背后一定有原因。于是我关心地问他："外面雨这么大，晚上一定很冷，你突然跑出去，要睡在哪里？你有带钱吗？阿姨听了好担心啊！"他讷讷地嘟囔一句："我爸妈又不会担心。"从这句话可以听出来，这孩子其实心里很渴望父母的关怀。

我一边安慰他，一边转头看他爸妈，希望他们可以适时表达爱与关心，千万不要重蹈覆辙，劈头就骂，否则好不容易找回家的孩子，很快又会被骂跑。幸好妈妈立刻接话："谁说我们不担心？爸爸妈妈为了找你，整个晚上没睡觉，很怕你出意外，差一点去报警呢！"

我问他："家里这么舒服，有自己的房间和睡衣，你为什么要跑出去淋雨？你睡在哪里？谁给你饭吃？"

孩子这才说出真心话："我考试考不好，很怕爸爸骂我，愈想愈害怕，不敢走到客厅，所以从窗户逃出去。我就去公园啊，在那里遇到一些朋友，他们对我很好，买面包和饮料给我，让我和他们一起睡在公园，他们只会帮我，都不会骂我。"

少年的父母听了自责不已。当受挫退缩的孩子遇上不善表达爱意的父母，往往衍生许多误解和伤害。

媒体上经常塑造一种刻板印象，把"多动症"和"问题青少年"连结在一起，这对 ADHD 孩子并不公平，因为只有约 1/5 的 ADHD 孩子会出现品行问题。我们应该看见的是，在青春期这个建立自我认同的生命阶段，多动儿在课业和人际关系上的劣势处境，让他们较不容易建立健康的自信心，更需要父母和老师的鼓励，来帮助他们找到自己的学习之路。

成人后——寻找自己的一片天

ADHD 孩子如果没有经过适当治疗，长大之后，有 50%～60% 的人症状会持续。其核心症状中，多动行为会随着年龄增长而降低，但注意力不足和冲动反应，则会继续影响成年生活，而认知执行功能的障碍，在成年期可能会更加突显。长大的第一个意义是离家独立。很多 ADHD 孩子上了大学之后，没有制式的学校生活约束及父母的陪伴监督，生活能力突然大幅退化，常常上课迟到、缺课、睡过头、报告迟交，做事虎头蛇尾、有始无终、丢三落四，宿舍房间乱七八糟，做事毫无章法，每个学期末几乎都要补考，甚至延毕。这并不是真的注意力退化，而是以前住在家里，有爸妈盯着，帮忙管控，时时提醒，离家之后，凡事都要靠自己，ADHD 孩子的习性就表露无遗。

根据研究，ADHD 孩子因为功课表现不佳，或对课业学习没有兴趣，所以平均受教育年限较短。不管学历如何，离开学校后，下一步就是要进入职场，ADHD 成人的缺乏时间观念、喜欢拖延、不善组织规划、说话不得体、生活步调紊乱、不耐烦、容易与人冲突等特性，在职场上确实会造成许多麻烦。有研究指出，ADHD 成人比较容易转换工作，在公司里的年薪通常较低，收入也相对较不易提升。

所以我常提醒 ADHD 的大朋友们，一定要找自己有兴趣，或适合自己的工作，例如，有人会选择设计或企划的工作，时间比较有弹性；或者担任业务员，可以到处跑来跑去，跟各路人马聊天。如果强迫他们整天乖乖坐在办公室，或从事需要专注、记忆、组织整理的工作，他们一定会不断地站起来，一下走到茶水间摸摸弄弄，一下跑去收发室帮别人拿东西，手边的工作却拖拖拉拉永远做不完。开会的时候，他们不是放空恍神，就是一直转圆珠笔，焦躁不安，开了半天会，他什么也没听进去，也抓不到开会的主题和内容。

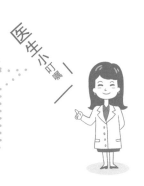

医生小叮咛

ADHD朋友一定要找自己有兴趣、或适合自己的工作，例如设计师、创意企划、业务员或导游，适才适性，就可以快乐发挥所长！

ADHD成人还要特别小心交通安全。根据欧美的全国性调查等相关的资料统计，ADHD患者出车祸、骨折和烫伤的比例，比一般人高。因为个性急躁冲动，他们接到交通罚单的机会也比较多。

不只是上班族，ADHD家庭主妇也会不断出差错，例如，忘记接送孩子的时间；打开衣柜抽屉却忘记把衣服放进去；

不太喜欢打扫家里，东西乱丢；到中庭倒垃圾遇到邻居开始聊天，忘记煤气炉上还在卤肉，差点酿成大祸。

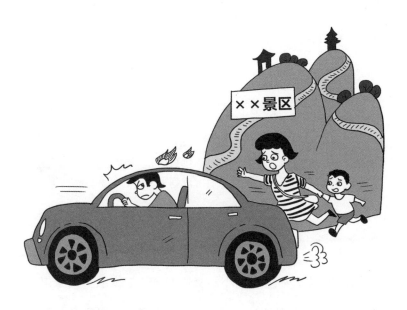

　　身为 ADHD 患者的家人或伴侣，确实很不容易。有一个怒气冲冲的太太，硬是把先生带来门诊，因为这位先生非常急躁，每次跟家人出门都非常不耐烦，自己好像急行军一般一直往前冲，从不肯放慢脚步好好陪伴孩子。最近一次冲突的导火线，是一家人去爬山，他跨着大步爬上山顶，把家人丢在脑后，到达山顶之后，还来不及欣赏风景，他又急急忙忙催促大家下山。太太在他身后带着孩子慢慢走，没想到先生在山脚下只等了10分钟，就感到不耐烦，自顾自地把汽车开走了。

这位太太生气又伤心地说，自从结婚之后，类似的大小冲突一直不断，这一次她终于爆发了，向先生发出最后通牒："你不去看医生治疗，我们就离婚！"先生只好跟她到医院报到。

我跟这对夫妻解释，ADHD患者的"时间知觉"与常人不同，他们的时间观念很薄弱，无法掌控时间，也很讨厌等待，等2分钟对他们而言就像过了半小时一样漫长。那位先生如遇知音，猛点头，太太也恍然大悟，原来先生并不是故意如此。患者经过一段时间的治疗，夫妻间的关系也得到改善。

医学小常识

ADHD 成人在职场上的特质

1. 因为脾气暴躁不容易跟同事、上司处得好，可能冲动辞职；又因为闲不住而不断找工作。换老板和换公司成为一种常态。
2. 话多、爱插话、多管闲事，容易惹人烦；相对地，也有热心助人的优点。
3. 急性子，点子多，但执行力较差，容易虎头蛇尾，半途而废；易焦躁不安、持续力差，无法专注精神，但是对感兴趣的工作，不顾后果、敢冒险、热情投入，甚至变成工作狂，会有不同于一般人的成就。

ADHD 孩子的优势

如前所述，ADHD 孩子确实会遇到许多适应问题，但父母们不需要过度忧心，因为从另一个角度来看，ADHD 孩子的特质也有正向的一面，例如充满好奇心和冒险精神，很愿意尝试新事物；富有想象力和创造力，新点子不断；热心助人，很乐意参与跟别人有关的事务；精力旺盛，热情投入喜欢的工作。这些特质如果以良好的方式发展，就是一份美好的天赋。

是梦想家，而非执行者

成为发明家与思想家的先决条件，就是充满创意、愿意投注热情和行动，ADHD 孩子恰恰拥有这样的特质，他们绝对不是乖乖牌，不会因循刻板规范，也不喜欢墨守成规。他们意见很多，思绪灵活跳跃，常常突发奇想，往往可以突破现有框架，提出创新点子。

面对 ADHD 孩子天马行空的创意，家长和老师先不要急着否定，反而可以借机引导、鼓励他们继续深化，提出可以落实执行的做法和方向。从小学到青春期是治疗和行为训练的最佳时机，只要在这个阶段帮助他们建立良好的学习模式和生活习惯，他们源源不绝的精力、好奇心和创意，就可以得到比较正向的发挥空间。

以小政为例，一个 ADHD 的小学学生，他很幸运地遇到一位很有耐心、温柔的女老师，每次他提出新的意见和想法，老师都以欣赏的态度倾听，还会适时赞美他，所以他非常喜欢这位老师，甚至会主动跟老师解释："老师，我很喜欢你，但是我上课有时候会玩橡皮筋，没办法很专心，你不要误会喔，我不是不想听你上课喔。"

为了讨这位老师的欢心，小政会强迫自己认真念书。例如，老师留作业要每个人背 10 个成语，这对他是很大的挑战，但他还是很努力想要达到老师的要求。老师用正面接纳的态度鼓励孩子，就创造了孩子的学习动机，形成师生之间的良性循环。

ADHD 孩子都希望自己很棒，所以我会在门诊的时候鼓励孩子："你没有耐心，没办法专心写作业，没关系，慢慢练习，千万不要叫妈妈和同学帮你做，这样你就不厉害了。你要先把功课学好，长大以后变成领导者，到时候你有任何点子，就可以带领一群人帮你做出来。譬如我们学校有很多教授都跟你一样，脑袋里充满了很棒的创新想法，很多人会帮他们做实验，把他们的想法执行出来，对社会有很大的贡献。只要你现在认真学习，以后也可以像他们一样。"

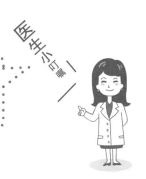

以正向的鼓励，激发 ADHD 孩子的学习动机，他们有可能变成充满创意的梦想家喔！

找到兴趣，积极投注热情

很多人对 ADHD 患者有个误解，以为他们"无论如何都无法专心",这是错误的,只要找到"真正有兴趣的事情",他们甚至会比一般人更执着、更专注。我的门诊孩子中有一位是围棋高手,他做别的事都不专心,但是只要面对棋盘,就会全心投入,忘了一切。一般人最多只能专心8个小时,他却可以不眠不休,超过20个小时不间断地下棋。

　　ADHD患者很适合从事需要创造力的职业,例如设计师。坐不住的他们,也可以选择需要往外跑,或需要大量说话的工作,比如业务员或户外活动导览人员。只要是喜欢的工作,他们就可以热心投入,我甚至还会提醒某些成人患者,不要太累,不要太专注工作到废寝忘食,超过体力负荷,要适度放松休息。

　　热情、活力、创意、行动的勇气,都是ADHD患者的美好特质。只要从小经过适度治疗,找到适合的学习方法,长大后从事适才适性的工作,ADHD患者就能跟一般人一样,可以贡献所长,享受健康快乐的人生。

第二章

ADHD 的诊断与成因

　　ADHD 属于早发性的精神疾病，致病原因很复杂，目前尚无明显定论，需多方了解、观察、评估与审慎追踪，才能做出正确诊断。

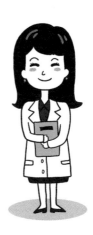

"我的孩子好像少一根筋，一天到晚蹦蹦跳跳，一下撞翻桌子，一下踢到脚流血。叫他不要乱跑，怎么样都讲不听。"

"我的孩子每天作业都写不完，明明才两三页，他一下要看电视，一下要吃东西，一下又拿球出来玩，一刻不得闲。每天都要我坐在书桌旁严格盯着他，他才会乖乖把作业写完。"

"同学玩游戏输了，伤心哭泣，他居然哈哈大笑说自己赢了，都没有同理心。我骂他，他还是嬉皮笑脸，被我骂也不在乎。这样是不是有问题？"

"他很没耐心，动不动就发脾气、摔玩具。这样需要看医生吗？"

很多父母发现孩子"不好教""很调皮，讲不听"，行为或反应好像"怪怪的"，就担心孩子是否有问题，但又很怕带孩子看医生，不愿意面对可能的诊断结果。为了降低父母的焦虑，本章简单介绍 ADHD 的诊断标准和流程，帮助读者评估孩子的状况，再决定是否需要门诊的协助。

国际诊断准则

注意缺陷多动障碍的诊断，目前主要有两大系统，一是世界卫生组织的《国际疾病分类（第 10 版）》(*The International Statistical Classification of Diseases and Related Health Problems 10th Revision*，ICD-10)，另一个是美国精神医学学会的《精神疾病诊断与统计手册（第 5 版）》(*The Diagnostic and Statistical Manual of Mental Disorders*，DSM-5)。这两个系统各有优缺点，目前医学界多半选择 DSM 的诊断系统。

ADHD 是一种早发性的精神疾病，根据其行为特征及功能障碍严重度做临床诊断。一般而言，ADHD 一出生就存在，只是孩子年纪太小，不易和天生气质作区别，也没有足够的情境，可以让照顾者看出异状。1994 年出版的 DSM-4 和 ICD-10 的诊断准则，都要求症状必须在 7 岁以前就明显被观察到，甚至有研究认为，应该在 5 岁以前就呈现出明显的症状，值得注意的是，2013 年 5 月出版的 DSM-5，则将症状出现的年龄放宽至 12 岁。

医学小常识

DSM-5 的 ADHD 临床诊断四准则：

1. 持续（经常）存在以下注意力不足，和（或）多动/冲动症状，造成功能和发展障碍：

（1）注意力不足症状：

· 不注意细节或学校功课、工作或其他活动，粗心犯错。

· 工作或游戏活动中无法持续专注。

· 别人在跟他说话时似乎没在听。

· 无法遵从指令，且无法完成功课、家务或工作。

· 难以组织规划任务及活动。

· 逃避、不喜欢或拒绝从事需持续用脑的工作。

· 遗失工作或活动所需的东西，例如学校用品、铅笔、书本等。

· 容易被外界刺激所吸引而分心。

· 经常忘记每日常规活动。

（2）多动／冲动症状：

· 在座位上无法安静地坐着，手脚一直动来动去或拍拍打打，或扭动身体。
· 在不该离席的场合，例如教室，离开位置。
· 在各种场合中不合时宜地跑、跳及爬高爬低（青少年及大人，会让人感到静不下来）。
· 无法安静地玩或参与休闲活动。
· 不停地动，好像有马达驱动着停不下来。
· 话多。
· 在问题尚未说完之前，不加思索地接话回答。
· 难以等待轮流、排队。
· 常打断或干扰他人的谈话或活动。

2. 某些症状须在 12 岁以前发现。

3. 在两种以上的情境中出现上述症状。

4. 上述症状会干扰或降低社交、学业或工作的质量。

ADHD 的三个亚型：

合并型： 过去 6 个月，注意力不足项目大于 6 项，且多动／冲动项目大于 6 项。

注意力不足型： 过去 6 个月，注意力不足项目大于 6 项，但多动／冲动项目未达 6 项。

多动／冲动型：过去 6 个月，多动／冲动项目大于 6 项，但注意力不足项目未达 6 项。

★数据源：美国精神医学学会的 DSM-5 手册。

诊断流程

ADHD 的诊断，并不像一般生理疾病，可以通过身体检查找出答案，例如，高血压患者只要测血压的高低，就可以立即诊断。像其他精神疾病一样，ADHD 主要也是通过临床评估进行诊断，所以除了医师的临床会谈、行为观察、游戏互动之外，家长（照顾者）的长期多情境观察的描述也是重要的信息。如果是学龄期或已上幼儿园的孩子，就必须加上学校老师的观察报告，必要时，社工及其他机构或治疗中心的报告记录也是需要的。也就是必须多方面了解并整合孩子在不同环境下的日常行为表现，以作为诊断的依据。

门诊时，必要的生理学及神经学检查，以及排除其他身心疾病或药物引起的影响都是不可或缺的，如此才能做出正确的临床诊断。只有在怀疑智能不足，或病情复杂、诊断困难时，才会安排神经心理学评测。

临床会诊三步骤

当父母带着孩子来到门诊时，医师诊断的第一步就是观察。孩子是不是坐不住、歪七扭八地乱动、一直摸东摸西、嘴巴问个不停、没有在听大人讲话？……通过种种外显行为初步判断，孩子的各种表现是否符合 ADHD 的症状。

诊断第二步：问诊。问诊的第一个对象当然是主角本人。ADHD 孩子个性很直率，又很爱讲话，只要问对问题，线索会很清楚地浮现上来。譬如我只要问孩子："你在学校上课时，都在做什么？老师是不是一直叫你：'看前面！''不要讲话？'每天都要讲很多次？"这时，ADHD 孩子就会如遇知音，很惊讶又很佩服地说："高阿姨，你怎么都知道！"

有个孩子更可爱，兴奋地提供情报："我们班上有三个很爱讲话的同学喔！我不是最厉害的啦，王小华比我更爱讲话。但是我讲话比他还要大声。"ADHD 儿童的人口数占儿童群体的 7%～8%，一个班级里可能会有 2～3 个 ADHD 孩子，若他们同时开口讲话，或轮番跑来跑去，的确是会让老师头痛啊。

除了与孩子面对面的观察、问诊之外，还要听取主要照顾者的描述。收集大人们跟孩子朝夕相处的经验，了解孩子在家庭里的行为，以及父母的响应模式。如果家庭中的亲子关系不错，孩子的信任感和稳定度较高，通常会很愿意跟父母说话。每天放学回来，人还没进门，嘴巴已经咕噜咕噜讲个不停，跟前跟后地报告"今日大事"，了解孩子的线索就藏在这些看似不起眼的"大事"里。

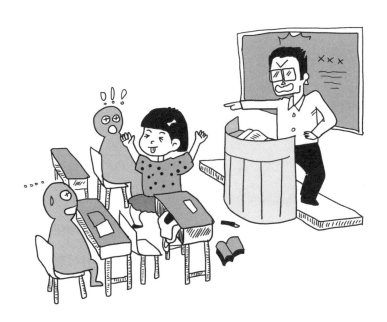

诊断第三步：填问卷。问卷要请家长和老师同时填写。在家里，人口简单，孩子是否有特殊行为反应，家长无从比较，但是在学校团体中，有一般孩子作为参照标准，某个孩子的特殊性，老师可以敏感地比较出来。当然，每个班上都有爱发呆、好动、上课时老是回头跟同学讲话的孩子，但是 ADHD 孩子的表现却特别明显，他们不只双手乱扭、大声讲话，甚至会站起来四处走动，老师填写的问卷可以描述孩子在团体中的行为反应是否异于同学，以提供比较客观的信息。

父母与老师的问卷会不会一致？根据研究发现，这两份报告的一致性并不高，因为他们是在不同情境中观察孩子，父母可能低估了孩子在学校里的行为问题，而老师为了方便管理，则可能放大了孩子的行为问题。

另外，倘若父母与孩子填同一份问卷，一致性同样不高，因为孩子容易低估自己的外显行为问题，父母却会低估孩子的情绪问题。最理想的情况是 3 份报告同时参照，以达到综合性的整体评估。

如果孩子太小，无法填写文字问卷或进行正式的会谈，可以通过画图、游戏等方式，了解他们的内心世界和情绪状态。

到目前为止，精神科的临床诊断是国际认定最准确的诊断 ADHD 的方式，但是前提之一是医师必须要有完整的临床训练。至于评估工具中的自评量表、会谈量表，以及脑神经心理学测验，则是作为诊断辅助、评估治疗的效果，或者作研究用途，医师不能单以一项测验结果，作为诊断依据。

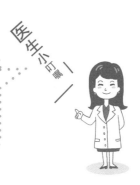

医生小叮咛

家长要带孩子就诊前，最好先做准备，将孩子平日的行为、老师的观察与评语，以及联络簿、作业本等，提供给医师参考。

需要多次诊断与评估

ADHD 的诊断很严谨，并非只靠一次门诊的观察与评估，而是必须很审慎地追踪好几次，才能作出评断。评估的重点包括孩子的心智发展是否符合年纪、行为表现是否异于同年龄的孩子、是否有重大的共病症状……只有经过完整的评估，才能确定是否为 ADHD。

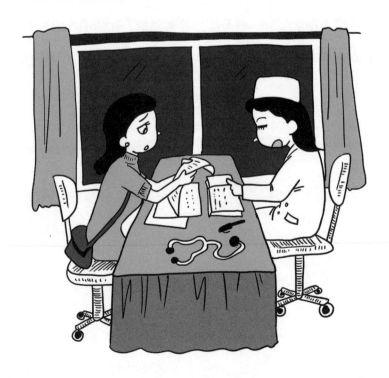

有些父母或许是因为太焦虑，或者是本身也不太有耐心，总是不断追问："到底确诊了没？为何这么麻烦，诊断这么多次？"对我来说，精神疾病的诊断一定要越谨慎越好。哪怕是第一次门诊就已经确定症状，我还是会继续进行评估，尽量从孩子、父母和老师口中收集更多资料，对孩子的状态知道得越详尽，就越能真正帮助孩子。

确诊之后的策略

很多家长听到确诊之后，难过之余，第一个问题往往是："那要不要吃药？吃多久的药才会好？"

目前虽然有些药物可以使用（将在下一章细述），但是我通常不会直接开药给刚刚确诊的孩子。我相信孩子们都是有自尊心、希望自己进步、渴望得到赞美的，我会先尝试找出让孩子愿意改变的动机，帮助他们正视自己的问题，寻求更根本的解法。首先，我会跟孩子沟通："上课时，同学都会看着老师的眼睛、鼻子，认真听讲，你却看东看西、爱讲话，就是跟别人不一样哟！很多老师讲的你不会，不是你不聪明，而是你不专心、没听到。你想不想改变，和同学一样可以专心呢？"

几乎每个孩子都表达愿意改变看看，我就会教他一些基本方法。接着，我们就来约定改变的时间："我们先一起努力一个月，你尽量试试阿姨教的方式，看看能不能学习专心，如果再怎么努力都做不到，不用担心，我有其他的办法帮你，好吗？"至于这行为疗法要试多久，从一星期到一个月，完全因人而异。

在这约定的一个月内，不只孩子努力，父母也要开始做功课，了解 ADHD 的相关知识，学习新的教养模式和亲子互动方法，例如认知行为疗法，以正向方式提供给孩子鼓励和协助，跟孩子一起同步努力。如果一个月后，孩子有了明显改变和进步，就不需使用药物治疗。若他费尽千辛万苦，仍然没有办法专心，甚至因为没有进步而感到挫折和沮丧，这时就需要考虑使用药物来帮助孩子。

此外，如果在初诊时已得知孩子的学习状态、社会功能或人际关系已经严重恶化且诊断确定，为了帮助他快速改善情绪，提升他的稳定度和适应力，以免跟学校生活继续脱节，在孩子和父母同意之下会开始使用药物治疗。先以药物帮助孩子稳定情绪，减少多动及冲动行为，提升专注力，缓和他所面对的困境，再慢慢佐以认知行为疗法，和改善亲职教育技巧。

致病成因

为什么孩子会有 ADHD？它的致病成因很复杂，目前的科学研究尚无明确定论。当今认为相当高的比例和基因（不一定是遗传）有关，基因造成脑部功能的不足或异常，这些脑功能的改变表现在我们观察到的典型 ADHD 症状中。

我在台大医院建立了 ADHD 大脑影像研究团队，发现脑部前额叶到纹状体网络连接及扣带回功能异常，或前额叶至顶叶的结构性及功能性连接异常，和 ADHD 患者的不专心、冲动、持续专注力差、认知抑制不足，以及不稳定的反应时间有显著相关。

生理上的医学研究可以帮助父母明白，孩子不是故意调皮或不乖，而是脑部功能不佳，他们真的是先天性的专注力不足，"非不为也，不能也"（脑影像学研究详见"附录一"ADHD 的脑功能及基因研究）。以下简述 ADHD 的可能致病成因。

遗传基因

许多研究显示，ADHD 与遗传基因有关，例如 ADHD 患者的父母、儿女及兄弟姐妹，出现相同症状的概率是一般家庭的 2 ~ 8 倍。同卵双胞胎的研究则发现，当其中一人是 ADHD 患者，另一人罹病的概率有 60% ~ 90%，平均为 77%。另一项"领养研究"则发现，有血缘关系的家人，同样罹患多动症的比例较高，但领养的家人的罹患率并没有增加。虽然诸多研究显示 ADHD 的成因和基因有关，但是目前医界尚未找到明确的致病基因，尚待进一步的努力。

而有 10% ~ 15% 的 ADHD 儿童，可以找到患病原因，略述如下。

母亲怀孕、生产时的危险因子

ADHD 儿童的母亲在怀孕时有情绪低落、感染疾病、抽烟喝酒的问题；也有研究证实，怀孕妇女若吸食古柯碱，或其他非法药物，很可能造成胎儿的脑部发育损伤。

早产

早产儿（32 周以前）有较高比例罹患 ADHD，但这并非来自早产本身的影响，因为早产现象的背后，有许多复杂的影响因素交错，例如，母亲可能是青少年怀孕，不懂得照顾自己，怀孕期营养及情绪不佳，或本身就有 ADHD 的体质；父母的经济状况或身体状况可能不佳，才会导致早产；等等。

神经系统感染

在我们多年的研究中发现，罹患肠病毒的孩子产生脑膜炎或者脑炎后，经过四五年的长期追踪治疗，发现确实有较高比例的孩子脑部受到影响，专注力、动作协调及冲动控制等方面，都表现较差。

重金属感染

重金属中毒也有可能使孩子表现出 ADHD 症状。记得多年前，当我还是实习医师的时候，遇见一位门诊孩子，他非常好动，一到诊间就爬高爬低，完全静不下来。孩子的父亲不知去向，母亲当清洁工，他从 1 岁起就独自留在家中。他们住在废弃的电池厂旁，小孩子整天到处爬、到处走，东摸西摸之后，常把小手放进嘴巴，造成很严重的铅中毒。住院治疗之后，快速排除血液中的铅，印象中他就不好动了，也可以专心和我讲话了。后来环境安全问题得到了重视，国民健康相关机构也开始关注这类议题，因此，目前环境质量改善许多，应该已经没有因重金属污染而造成 ADHD 症状的情形了，国际上也仅有零星的个案报告。

家庭环境因素

先天的遗传基因和后天的家庭环境是相互影响的。一对 ADHD 父母本身可能带有相关遗传基因，又具有没耐心、脾气差的性格模式，很容易产生情绪失控、责备或冷漠等不适当管教方式，造成孩子的身心处境双重恶化，甚至衍生出其他的精神疾病。

以上因素都是可能的致病或恶化原因，但是很多家庭并无遗传、母亲生产前后的危险因子，生活环境、家庭因素也都没有问题，孩子却罹患 ADHD，到底是为什么？这目前仍是医学界努力想要解开的谜团。

医学小常识

父母的管教方式会引发 ADHD 吗？

研究显示，夫妻婚姻不合、单亲家庭、家庭功能失调、母亲的过度干预、不佳的亲子关系、双亲的自尊心、社会经济地位、教育程度、严厉教养模式等家庭功能或亲子互动因素，并不会引发注意缺陷多动障碍。

但是，父母的教养方式和家庭环境会对 ADHD 孩子的治疗、预后效果、治疗期间的反抗行为、症状的复发与持续时间，以及是否引发其他行为问题等，有明显的影响。

ADHD 的共病及鉴别诊断

ADHD 与其他神经精神疾病共病的概率很高，很容易因为症状的重叠和干扰，造成诊断上的困难。因此在进行诊断时，医师会同时考虑身体因素、睡眠问题、焦虑与抑郁、学习障碍、心理创伤、儿童虐待、对立违抗性障碍、躁狂，以及自闭症等（见图 2-1）。

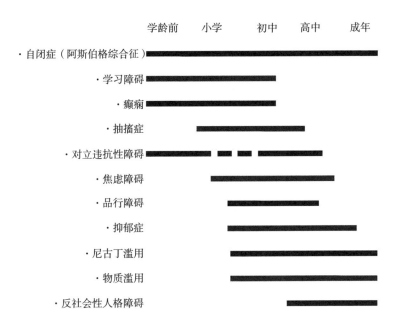

图 2-1 ADHD 儿童常见的共病

自闭症与阿斯伯格综合征

ADHD 孩子中，罹患自闭症的比率较少，但是自闭症与阿斯伯格综合征孩子有40% ~ 70% 会伴随 ADHD 症状。特别是有部分阿斯伯格综合征孩子在多方面表现与 ADHD 相似，都有语言沟通、社交、注意力不集中的问题。

ADHD 与阿斯伯格综合征的孩子都很爱讲话，不同的是，前者会随着情境改变话题，后者只专注在自己有兴趣的话题上，不断重复。在行为表现上，他们一样好动、不理会他人，但是阿斯伯格综合征患者会回避与他人眼神接触。

癫痫

ADHD 儿童罹患癫痫的比例不高，癫痫的孩子却有很高的比例有专注力问题，约25% 会有 ADHD。

妥瑞氏症

ADHD 孩子只有5% ~ 15% 会罹患妥瑞氏症，然而80% ~ 90% 的妥瑞氏症患者却会有 ADHD 症状，因为"专注力不足"是脑部前额叶到基底核中间的连结出现异常，两者脑部异常的区域重叠，极容易产生共病。另外，ADHD 患者约 10% ～ 20% 合并不由自主的抽搐或妥瑞氏症，治疗与服药上需要格外注意。

学习障碍

　　ADHD 患者在学习上一定会遇到困难，但要确诊为阅读

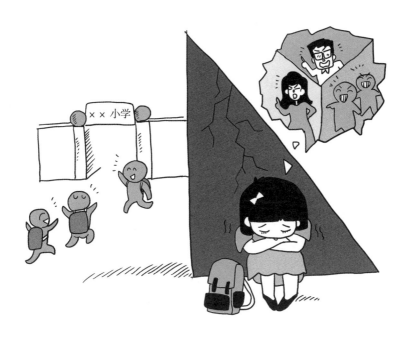

障碍还是书写障碍，则需要相当严谨的诊断。例如，智力测验 85 分以上，智力没有问题，在学校是任何学科考试都吊车尾，无法阅读任何文字，甚至连一个字都记不起来，才可能被诊断为有学习障碍。根据研究，5% ~ 10% 的 ADHD 孩子有学习障碍。

对立违抗性障碍

根据国内外研究显示，有 40% ~ 75% 的 ADHD 孩子同时会表现出对立、顶嘴、违抗、怨恨、脾气暴躁、好争执等，而 25% 的 ADHD 孩子会说谎、偷窃、违规，甚至犯法（行为规范障碍）。

反社会性人格障碍

ADHD 孩子若在青春期出现行为规范障碍，到了成年期就容易出现反社会行为、物质滥用、攻击行为或者违规犯法。

物质滥用

ADHD 孩子因为冲动与好奇，可能会比一般孩子更早接触烟、酒，或非法物质、非法药物，容易造成误食、药物依赖及滥用。

睡眠障碍

ADHD 可能会有较不易入睡、夜半醒来、早上过早醒来、睡眠时间过长或过短、白天容易打瞌睡的状况，有较高比例会尿床、磨牙、打鼾、说梦话，或者有睡眠呼吸暂停的情形，目前研究仅确定 ADHD 和睡眠呼吸暂停及脚动症（下肢不宁综合征）是有关的。有些患者因为服用药物，影响睡眠质量。因此在判断是否有睡眠障碍时，需要比较孩子服药前后睡眠状态的改变，才能区分是药物引起的睡眠障碍，还是患者本来就有的睡眠问题。

焦虑症、抑郁症

ADHD 孩子在成长过程中，可能会遭遇多种挫折、误解、指责、排斥，因此常常有力不从心的感觉，他们可能担心因做不好而被指责，因此变得焦虑紧张，甚至害怕上学。

另外他们也很容易自信心低落，认为自己"很糟糕"，自我疑虑不断加深，最后演变成抑郁症。就医时，平日的挫折又很容易被合理化，认为自己就是因为低自尊、挫折多，才会有抑郁的情绪，因此如果不是上述情况导致的抑郁症，反而很容易被忽略，错失治疗时机。

我们也发现，ADHD 孩子的抑郁症比例偏高，亲属有抑郁症的比例也相对高，可能是家族遗传或家庭环境因素共同造成。

第三章

ADHD 的药物治疗 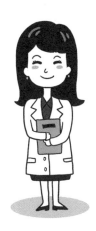❶

　　药物可增进脑部的执行功能，帮助 ADHD 孩子，增强学习能力、建立自信心与责任感。医师会进行严谨的药物治疗评估，药物副作用也是可以克服的。

---

❶　本章中药物治疗部分的内容基于台湾地区用药情况撰写，具体用药注意事项等问题请咨询医生并遵医嘱。——编者注

如前所述，ADHD 是由多重因子造成的，它的真正病因目前虽然没有定论，但是生理学研究发现，孩子的种种行为反应，如不专心、冲动、坐不住、情绪和动作的控制失调、组织计划的能力不佳等，主要是与脑部额叶皮质下环路的功能异常，及脑区其他的网络连接功能不足有关。ADHD 的治疗必须多管齐下，经由父母、学校、小区、医疗共同携手合作来帮助孩子。目前，数百个国际知名的研究都已证实，药物治疗是最有效的治疗方式；搭配以行为治疗为原则的亲职教育和学校补救教学，也是不可或缺的治疗策略。

提到药物治疗，这真的让家长又爱又怕。药物可以帮助孩子稳定情绪，改善注意力和认知行为，增加社会适应能力；但是家长们又担心它的副作用，以及孩子是否会被贴标签，因此，父母们心中总有许多犹豫："到底该不该吃药？""药物是帮助还是伤害？""该如何正确服药？""会产生药物依赖吗？"

确实，使用 ADHD 的药物必须相当严谨，确诊前必须经过儿童精神心智科医师的多次问诊，确诊后，还须加上"症状已经严重影响学习与人际关系"，才建议使用药物。若尚未确诊，或者行为困扰并不严重，还是以行为治疗、亲职教育和学校辅导教学为主，努力矫治孩子的行为。服药的年龄也需要注意，3 ~ 6 岁是大脑发育变化最大的时期，此时不急着服药，可以等孩子大一点再评估。小学低年级时则是药物治疗的最佳时机，因为孩子开始学习社会化，功课负担也跟幼儿园时期不同，需要更专注、专心上课，而且要开始建立良好的团体生活习惯和人际关系，药物能帮助他们增加执行能力、自制能力，改善学习及生活习惯、建立自信心与责任感，对他们一生的成长有正向帮助。

通常药物治疗进行了半年到一年左右，需要再做一次临床评估，决定是否需要继续服药。

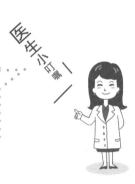

医生小叮嘱

　　小学 1~3 年级是治疗多动儿的良好时机，因为对孩子而言，早期建立良好的学习和生活习惯，培养自信心和责任感，对日后的发展有很大帮助。

药物对大脑区域的影响

为什么医师一直强调药物治疗的重要性？主要是因为ADHD孩子的分心、多动/冲动，看似是行为问题，其实与脑中的传导物质有关，如多巴胺（Dopamine）与去甲肾上腺素（Norepinephrine 或 Noradrenaline）。ADHD 的药物可促进神经突触间神经递质的释放，以及抑制它的再回收，增加突触间神经递质的浓度，就可以帮助孩子稳定、专注，提升认知功能（见图 3-1）。

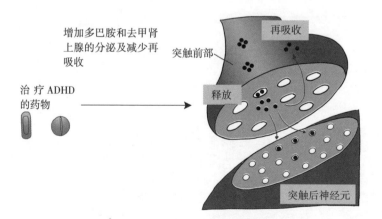

图 3-1　神经递质：ADHD 药物治疗

多巴胺系统功能与分布

多巴胺系统掌控的功能包括动作运动、执行功能以及思考历程。

大脑中与多巴胺释放相关的神经核包括投射至纹状体（striatum）的黑质（substantia nigra）致密部、投射至前额叶（prefrontal）及扣带回皮质（cingulate gyrus）、伏隔核（nucleus accumbens）及其他边缘系统组织，如杏仁核（Amygdala）、海马回（hippocampus）的大脑腹侧被盖区（ventral tegmental area），以及负责调控脑下垂体（pituitary gland）多巴胺释放的下视丘弓形核（Arcuate N.of hypothalamus），见图 3-2。

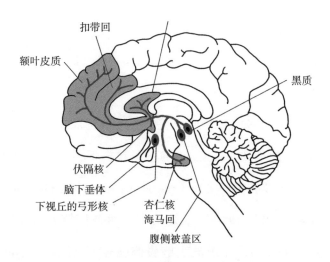

图 3-2　多巴胺系统分布图

去甲肾上腺素系统功能与分布

去甲肾上腺素系统掌控的功能包括注意力、记忆、组织能力、冲动控制、注意力的维持、适应性反应的触发与警觉性。

去甲肾上腺神经传导素位于脑桥的蓝斑（locus ceruleus），去甲肾上腺素神经元的轴突，会投射到所有的脑区（包括小脑）及脊髓（见图 3-3）。

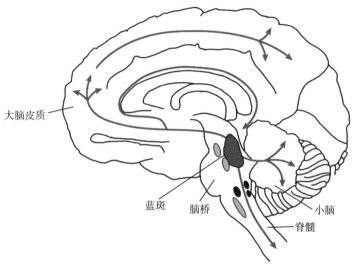

图 3-3 去甲肾上腺素系统分布图

ADHD 的主要用药

目前台湾地区卫生主管部门核准的药物有两种，一种是中枢神经兴奋剂（methylphenidate，MPH）：包括利他林（Ritalin，短效型）、专注达（Concerta，长效型）；另一种是非中枢神经兴奋剂（atomoxetine，ATX）：择思达（Strattera）。

中枢神经兴奋剂

MPH 是治疗 ADHD 的第一线用药，包括短效型的利他林和长效型的专注达。MPH 对 70%～80% 的 ADHD 孩童有明显疗效，可以改善注意力、多动、冲动症状、社交技巧、人际关系、学业表现、脑神经认知功能。功能性脑影像学研究也发现，MPH 可活化原本功能低下的某些脑区域。

MPH 虽然是中枢神经兴奋剂，但长期的研究显示并不会成瘾，反而能显著减少品行问题和物质滥用的发生率。ADHD 儿童约有 10%～20% 同时患有不自主抽搐或妥瑞氏症，服用 MPH 后，可能没有影响，但也可能会改善或恶化，若恶化时，需加上治疗妥瑞氏症的药物。

MPH 主要的副作用包括约有 20% 孩子会有食欲减少、恶心想吐的感觉，少数会有胃痛、头痛、头昏、晚上睡不着的反应。这些副作用在用药一两个月之后就会慢慢消失。长期服用对体重可能会有影响，但对身高几乎没有影响。必须按时服药，如果明显影响食欲，可尝试在周末暂停服药。

1. 短效型 MPH（利他林）

药效持续约 3 ~ 4 个小时，在台湾地区用于治疗 ADHD 已有数十年。为维持白天疗效，一日需要服用 2 ~ 3 次。

2. 长效型 MPH（专注达）

药效持续 10 ~ 12 个小时，早上出门前先服用一颗，可避免在学校服药被贴标签，并增加服药的顺从性。不过长效型 MPH 药效只能涵盖白天，对课业繁重的学生，下午 5 点左右可以加服利他林，以维持药效直到晚上八九点，帮助孩子专心写功课，副作用是可能会造成晚睡或失眠。

非中枢神经兴奋剂

择思达是第一个通过美国食品药物管理局许可、用于治疗 ADHD 的非中枢神经兴奋剂。到目前为止，欧美等地的研究显示，ATX 在治疗 ADHD 儿童、青少年及成人的效果显著。

台湾地区也曾经针对 ATX 进行双盲随机药物试验，共有 160 位 ADHD 患者，年龄为 6 ~ 15 岁，在所有受测试者都不知情的情况下，一半施以非中枢神经兴奋剂，一半施以安慰剂，结果发现在改善 ADHD 的核心症状上，ATX 药效明显高于安慰剂。

根据台大医院的研究显示，ATX 可以改善专注力、执行功能、空间记忆以及学校与社会功能。主要的副作用为食欲减少、对血压和心跳没有显著影响；对肝肾功能正常的个案来说，也不会有所影响。

国际无数的研究以及台湾地区的多个个案研究均证实，MPH 与 ATX 都是安全且副作用少的药物。MPH 与 ATX 各有优缺点——MPH 的效果比较迅速且显著，ATX 则是借由逐渐累积并稳定血液中多巴胺与去甲肾上腺素的浓度来达到效果，疗效可持续到夜晚，不像 MPH 在早上和晚上有较大差别。ATX 也不会引起或恶化不由自主的抽搐，对有共病或情绪障碍的孩子较适合。

整体而言，药物可以帮助孩子从生理上稳定情绪、增进注意力和组织能力，但是每个孩子的体质不同，药物的治疗效果和反应也不同，家长一定要随时与医师讨论，适时调整

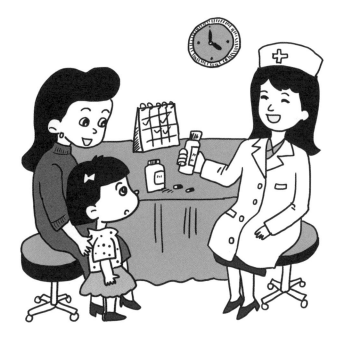

药物的用法及用量，切记按时吃药，并且掌握用药的黄金时机，并搭配认知行为的训练技巧，教导和协助孩子控制自己的行为，养成良好的学习和生活习惯，增强社会技巧，使良好的行为逐渐内化成惯性，才能让治疗发挥最大功效。

短效药与长效药在生活中应用的优缺点

ADHD 的用药有长效药与短效药，各有优缺点，比较如下。

短效药的优缺点

优点是药效作用期间短，易于弹性使用，不会影响有午休习惯的孩子。缺点则是不方便，容易忘记服药、容易被贴标签，更重要的是，服药次数太多，很容易造成孩子的挫折感，以及亲子间的冲突与对立，需要妥善处理。

缺点分述于下。

1.必须在校服药

许多国家有学校护士管理学童用药，即使是感冒药，都必须由校护给药，孩子不能带药去学校自行服用，但台湾地区却没有这样的人员配置。曾经有个孩子在幼儿园午睡醒来后，应该服用半颗利他林，因为老师忙着折被子，竟要他自行服用，孩子却一口气把剩下的 9 颗药都吃了，紧急送医后虽然没有出现任何副作用，却让父母吓得满身汗，也突显台湾地区校园药物管理的不足。

2. 容易被贴标签

孩子在学校服药时，会被同学看见、取笑，伤害隐私跟自尊。万一遇到调皮的同学，在他服药时问东问西，甚至凑热闹说："吃了药真的会专心吗？那分我一颗试试看。"结果该吃药的人没吃，不该吃的人却乱吃一通。

3. 常忘记吃药

ADHD 的孩子本来就健忘，要他们记得"定时吃药"简直是在为难他们。在顺从性研究中，70% ADHD 孩子未服药的原因，不是忘记带药去学校，就是带去学校也忘了吃，造成血液中药物浓度不稳定，行为表现忽好忽坏，容易被认定是故意的，改不了的。

4. 故意不吃药

ADHD 不像肚子痛，非得吃药止痛不可，孩子们对自己的行为本来就不烦恼，加上害怕药物的苦味，或是不喜欢自己是 ADHD，而不愿意吃药；甚至把药偷偷丢进垃圾桶，掩埋证物。偏偏他们只要没服药，行为就容易出问题，搞得天翻地覆，在学校挨骂，回家后说谎又被戳破，说不定还会挨一顿揍，造成更多麻烦。

长效药的优缺点

与短效药相比，长效药最大的优点就是避免忘记吃药的困扰，孩子们在家吃完早餐后，只要吃一颗药，就能够维持一整天的稳定。不过，它也有一些缺点。

1. 必须在家吃

长效药不一定要在餐后吃，但是传统观念是希望饭后吃药。然而现代双薪家庭父母每天早上都要赶着上班，常常买了面包或三明治让孩子带去学校吃，即使在校门口还千叮咛万交待："吃完早餐后，记得吃药喔！"偏偏孩子一转身就忘记了，等到老师发现："这孩子昨天还很稳定，今天怎么又乱了，会不会忘了吃药？"问孩子药在哪里，随手乱丢东西的他们，早就不知道把药塞到哪去了。

2. 午休睡不着

长效药的药效长达 10~12 个小时，孩子会抱怨中午午休睡不着；当下午药效减退时，孩子可能因为没有休息而精神不济，疲累想睡觉。但也有孩子在午休时反而能静下来休息，需视个人体质而定。

真心建议父母，即使再累都要让孩子在家吃完早餐、服

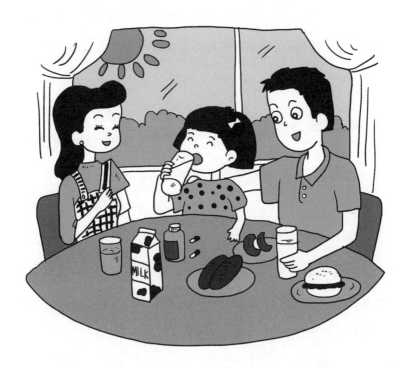

了药，再去上学，不只确保孩子按时服药，还可以吃得健康，又增进亲子间的感情。毕竟现代父母都太忙碌，不一定能全家一起吃晚饭，早餐是一天的开始，如果可以一起享用健康美味的早餐，何乐而不为呢？

图 3-4 介绍了 ADHD 药物治疗的一般流程。

儿童多动症父母自助手册

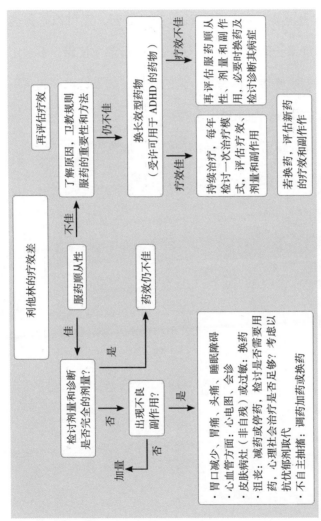

图3-4 ADHD药物疗效的治疗流程 ❶

❶ 本流程只适合台湾地区普遍情况，患者就诊需再详细询问医生意见。

如何处理药物的副作用

药物影响食欲——调整用餐及作息时间。

约 20% 的孩子服药后会影响食欲，建议父母修正服药时间，最好是吃饭时，顺便吃药，药效还没发挥作用，饭已经吃完了，比较不会有食欲减退的问题。

除此之外，也可以调整写功课与吃饭的时间。孩子回家后，趁着长效药还有作用时，先专注写功课，等到七八点，功课写完了，孩子也饿了，这个时候吃晚餐保证胃口大开。更棒的是，功课提早写完，孩子也可以提早睡觉，不会再拖拖拉拉。

爱子心切的父母们常常准备很多健康食品，在门诊时一样一样拿出来问：医师，吃这些东西会不会有用？我没办法认识所有的健康食品，只能依照科学研究判断，所谓的健康食品在科学上并不像药物须经由严谨临床实验，来确定其疗效和副作用，如果只是想要帮孩子补充营养，正常饮食还是最佳的策略。

小学时期的 ADHD 孩子因为好动，不肯乖乖坐好吃饭，很容易显得瘦巴巴，让父母担心。殊不知这些孩子到了青春期，要不就是坐不住一直去翻冰箱拿东西吃，要不就是沉迷电玩，整天坐在计算机前面，随手抓了零食就往嘴里塞，以致体重常常破百。这时父母又要烦恼帮孩子减肥的问题了。因此，建议多和医师沟通如何兼顾疗效与改善食欲减少的副作用。

医学小常识

使用 ADHD 药物的副作用

1. 家长过度依赖药物，不改变亲职教育方式。
2. 食欲减少（最常见，通常降低 20% ~ 30%）。
3. 晚睡、失眠、想睡。
4. 极少的患者有头痛、胃痛反应。
5. 对同时患有妥瑞氏症者，可能增加不自主抽动。

药物污名化——正视药物安全与疗效，拒绝媒体误导

由于 ADHD 的主要用药是中枢神经兴奋剂，媒体曾经耸动地对药物污名化，将它们与"毒品""古柯碱"画上等号，带给家长更多忧虑，孩子们更怕被取笑或排挤，而不愿意服药。

被媒体错误报道的药物是短效的利他林，它是规定的第一线用药，已经核准数十年了。利他林和长效型的专注达都属于中枢神经兴奋剂，已有数百个实验证实它们的疗效与安全性。非中枢神经兴奋剂的择思达，也是核准用药，无论国内国外，亦有相当多研究证实它们的疗效。

因为媒体错误的报道，孩子们除了要背负多动的罪名之外，更要被污名化为"药物滥用"，孩子可能会以为自己是吃毒品长大而心生抗拒。门诊时，孩子总是很委屈："每次吃药，同学就说我是多动儿，有人吵架、东西坏掉，都说是我弄的。我不想再吃药、再被讨厌了。"我每次都要花相当多时间安慰他们，让他们知道药物的优点，不要抗拒治疗。

ADHD 的孩子承受着比一般孩子更大的压力，如果连治疗都要被嘲笑、贴标签，未来的路会更难走。媒体要负起责任，不要污名化孩子，更不能责备父母，仿佛一切都是父母教育造成的。期望社会大众能够怀着理解、体谅的心来帮助他们，而非加以责难和轻视。只要有适当的协助和鼓励，这些孩子长大之后，一样可以拥有健康的生活，对社会有所贡献。

药物治疗可增进脑部的执行功能，多动症孩子若接受适当治疗，可以发挥潜能，对自己和社会好处多多。家长切勿因污名化或副作用，而不愿让孩子吃药、延误治疗。

去欧美国家求学，问题重重——需多方慎思、评估

有些经济条件不错的家庭，会考虑让孩子到欧美国家求学、就医。他们考虑的原因不外乎：目前的教育环境不了解ADHD的症状、服药容易被贴标签、发达的欧美国家有更好的医疗资源等。

在我的门诊经验中，有很多孩子和父母长年在世界各地奔波，有成功的案例，也有失败的情况。

1. 损益未有定论

很多年前，我遇到一个孩子文杰，他在学校完全不被了解，常常受到老师处罚，功课永远也写不完，最后演变成惧怕上学，每天早上都哭着不肯出门。父母心疼孩子，到学校沟通，却被老师指责："你们只顾着忙事业，根本没有好好管教孩子！"爸妈觉得很委屈，他们确实是有名的学者，研究做得很出色，但不表示他们没有花时间陪伴、教养孩子。夫妻经过一番讨论和评估后，决定带文杰到美国试试看。

刚去美国的两个星期，文杰与爸爸妈妈都很高兴，在课堂上，孩子可以自由离开位子走动；老师永远用正面的态度鼓励学生："做得很好！""这次做得很棒！只要下次愿意改进一点点，就会更棒了！"学校里的批评、责骂、严格管束，在美国课堂上完全看不到。文杰开始觉得上学是一件快乐的事情。

两个星期之后，校方发现文杰 ADHD 的状况，因为课堂上虽然允许学生走动，但仅限于到置物柜拿东西，文杰却常常走到柜子后，忘了自己该做的事情，自顾自玩了起来。幸好，学校对 ADHD 的状况很了解，愿意支持，可以配合孩子的状况作调整。文杰与母亲决定继续留在美国求学、治疗，父亲则回来负责赚钱、拿药。几年后，文杰进入美国知名大学，展开充满希望的人生。

这是一个成功的个案，持续的治疗、学校的支持、母亲的陪伴、父亲的努力，让文杰的人生不会因为 ADHD 而变得一团混乱。不过他们也付出了可观的代价，一家人无法团聚，文杰的父亲不得不长期与妻子、孩子分离，心中难免有失落和孤单的感觉。幸运的是，孩子得到很好的照顾和发展，结局算是让人欣慰。

另一个案例就没有这么幸运了。他们经过很多的起伏、冲突，花了很多时间和金钱，才终于让孩子安定。

阿正在学校的处境跟文杰类似，经常被老师处罚、责骂，被同学嘲笑、排挤。阿正并没有惧怕学校；相反的，他的情绪转为愤怒，开始反抗，不只和老师顶嘴，也和母亲对呛。他与学校的关系越来越差，想转学，又怕被贴标签、旧事重演，父母最后决定把他送去美国读寄宿学校，由严格的校方来规范他的作息。

到了寄宿学校后，虽然校方很愿意支持他，阿正也对功课不排斥，想要好好学习，但是各种 ADHD 的症状并不会因此而消失，没有母亲整天盯着，阿正的作息更乱了，他常常忘记吃药，早上因为睡过头而缺课，在学校像个局外人，回宿舍后又没人可以谈心。经过一段混乱的冲突之后，他又被接回来。

回来的阿正，课业无法衔接，只好休学一年。他天天在家，觉得既然不用上课，药也不用吃了，行为更难管束，与母亲有很大的冲突。最后是爸爸看不下去，决心改善阿正的生活。

爸爸亲自带阿正回到美国，一点一滴了解阿正的行为模式和生活习惯，这才发现，原来阿正以前吃的都是垃圾食物，加上整天沉迷网络、作息混乱，难怪体重破百、精神愈来愈差。他带阿正住在没有网络的小屋，一起读英文小说、准备三餐、每天运动改善阿正的生活状态，父子关系也越来越好。最后，他们决定回来找私立学校就读，两年的抗争与冲突终于平息，一家人可以好好地生活了。

2. 医疗方式不同

ADHD 孩子很需要大人的支持、陪伴以及了解。送到欧美国家就学，在语言、文化、生活环境上产生很大的变动，很可能造成更多不适应的压力。有些家长以为在欧美国家就不用服药、不用治疗，甚至希望隐瞒不要让学校知道，殊不知学校很快就会发现孩子的问题，因为欧美国家对 ADHD 的了解更深入、治疗更积极，对于治疗流程也有很严格的要求和规定。

台湾地区数据分析显示，2007 年之前，学龄前的孩子只有 1.2% 有 ADHD 诊断，其中一部分同时患有智能不足或自闭症；智能正常的孩子可能不到 1%。依照多动症流行率约 7% 的比例来看，只有 1/5 的病例被诊断，这表示还有很多 ADHD 孩子尚未被诊断出来。而确诊有 ADHD 的孩子，大约有 6 成已开始接受药物治疗，这数据也比欧美国家来得低。

况且在欧美国家就医相当困难又昂贵。有位医师朋友带着孩子去美国，等了 3 个月才看到门诊；孩子的英文又不够流利，不愿意与医师交谈，增加了问诊的困难。

　　我也会建议父母要送 ADHD 孩子到欧美国家就学时，真的要多方面综合考虑，不能有太浪漫的期待。我们真心期待的，还是教育制度的改变，除了改进填鸭式教育外，老师们对身心障碍孩子要有更多了解和体谅，以正向的态度帮助特殊的孩子学习，也希望学校制度有更多弹性，针对孩子的个别差异，提供更多元的教学设施与策略。

　　我看过许多 ADHD 孩子经由适当的治疗，产生了巨大的正向改变，拥有美好人生。ADHD 的药物都经过严谨研究以及监督管控，能够有效帮助孩子，我实在不愿见到药物被污名化，降低孩子与父母就医的意愿，错过了治疗的黄金期，影响孩子未来的发展。

　　当然，治疗 ADHD 不能光靠药物，行为治疗同样重要，两者缺一不可。我们经常一再提醒父母，不要因为对药物的误解而错失早期治疗的机会，但也不能认为孩子有吃药就好了，而不改变自己的亲职技巧，一定要行为治疗与药物治疗双管齐下，才可以达到最佳的疗效，让孩子快乐地学习，正常地长大。

第四章

ADHD 的行为治疗

　　家庭是 ADHD 孩子最重要的行为治疗场所，更是支撑他们好好长大的关键。只要找对方法，持续努力，他们一样可以拥有健康快乐的人生。

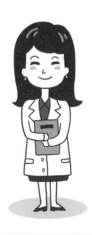

"行为治疗"简单来说，就是利用"刺激—反应"的原理，以外在的具体增强物，如奖赏、奖品的给予；或内在的情感增强物，如赞美、荣誉感等，双管齐下，增加孩子的合宜行为，修正不恰当的行为反应。

另外，还有"认知行为治疗"，它是以改变认知的方式，让孩子们学会以不同的、新的正向想法，来取代原先错误的、旧有的负面想法。当孩子的观念和态度重新建立之后，就比较愿意以正确态度去克服困难、面对挑战。认知行为治疗可以帮助孩子学会自我调整、增强解决问题的能力、弹性地去处理愤怒与挫折感。

研究发现，行为治疗搭配药物治疗的效果最好。药物从生理上提升孩子的稳定性、专注力、自我控制、认知思考能力，减少冲动，让父母和师长可以更顺利展开行为治疗的训练。

医院、学校与家庭，是 ADHD 治疗黄金三角。医师给予确实的诊断与专业治疗；学校师长给予支持和耐心、一视同仁的教育，不让孩子被贴标签，惧怕上学；父母接力医疗与学校的训练，在家中运用行为治疗理论教养孩子。只要三方通力合作，ADHD 孩子也能跟一般人一样，拥有健康快乐的成长经历。

医学小常识

行为治疗的优点及弱点

优点：短期内改善目标行为、社交技巧，甚至是课业表现。

弱点：不易维持长时间的治疗效果，以及不易类化至其他的生活情境中。

课堂上的行为治疗

在对 ADHD 陌生的年代，这些孩子在学校常常被认为是"问题学生"；而在信息发达的今日，老师们对 ADHD 有更多认识与理解，可以在学校课堂上进行行为治疗，同时增进班级的友善气氛。

我们的研究发现，孩子们只要有"动机"，就会努力表现，最能够给孩子正向动机的，就是老师。老师一句赞美，抵得上父母 10 句话，因此，老师课前提醒、课堂上的鼓励，对 ADHD 孩子真的很重要。根据相关的研究结果，我可以给老师们提供一些具体技巧的分享与建议。

座位安排：减少分心的可能

ADHD 孩子上课很难专心，老师安排座位时，尽量让他们坐在第一排，可以在他们蠢蠢欲动时立刻提醒和制止，更重要的是，当他们眼前只有黑板跟老师时，他们比较不容易分心。试想，如果他们坐在最后一排，眼前除了老师，还有全班的背影，那么他们的心思早就跟随每个同学的各种动作飞来飞去了，怎么可能专心看黑板呢？

邻座同学的安排也很重要，千万不要让他们跟调皮、爱讲话的同学坐在一起，否则两个人自顾自地聊起天来，可就没完没了了。

要劝导 ADHD 孩子上课安静，从"替别人着想"的角度出发，胜过"强制／惩罚"的方式。老师可以温和地规劝他："老师知道你很喜欢朋友，常常很热心想帮同学，也很在乎他们的看法，那你就要替他们想想，他们的父母辛苦赚钱让他来上学，就是希望他好好听课，结果你上课讲话，让同学上课都不能专心，这样好像不是在乎或喜欢同学的表现，也会对不起他们的爸爸妈妈。我相信你可以忍耐一下，等到下课再尽情讲话。你一定做得到的，你可以试试看。"

当孩子终于改变，不在课堂上讲话时，一定要记得鼓励他："你真棒！你懂得在乎别人、为别人忍耐，真的进步好多喔！大家都看到了你的努力！"这种老师和同伴们的集体认同和鼓励，当然会让他越来越好。

功课分批写：逐步完成，可建立信心

ADHD 孩子没有耐心，千万不要叫他们一次写完全部的功课，那会让他们失去自信心，变得更加逃避。作业分批给，每次分量以他们能够在维持专心的时间内写完为主，写完一批，休息一下，再写下一批。分批逐次完成，一样可以写完全部的作业，让他们明白："原来写作业并不难，原来我真的写得完。"这样对于建立自信心很有帮助，之后就可以逐渐延长每段做功课的时间。

课堂上保留特许空间：共同讨论规范与自由

对于干扰课堂的行为，例如上课爱说话、未获允许就离开座位等，老师可以跟孩子讨论这些行为的正面与负面影响，共同制定行为契约。接着利用每天的报告卡或评量表，纪录孩子的行为，只要孩子有好表现，就给他们贴纸或计分，让他们可以兑换奖励。

倘若孩子反应："我已经很努力了，但是真的没办法乖乖坐着上完一堂课。"老师可以跟他共同讨论出一些可被接

受的短暂体能活动时间，例如上课时，帮忙擦黑板、收本子、发数据给同学，有效地提供一点弹性，让他的多动症状得到适宜的抒发渠道。

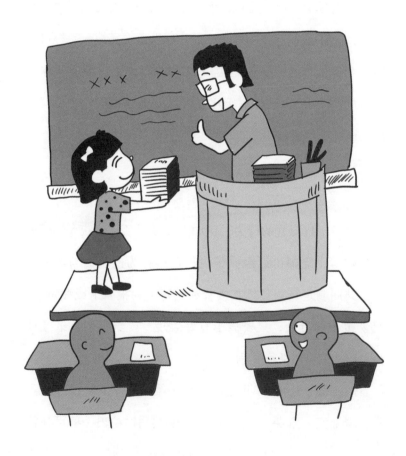

学会找话题，培养社交能力：默数数，练习耐心

ADHD 孩子在不同发展阶段，会面临不同的人际挑战，带给他们连续的受挫经验。学校，绝对是孩子最好的练习场所。在门诊时，孩子们常跟我抱怨："×××又不理我了！我不知道要怎么跟他说话！"我会微笑问他们："同学们都看什么书？玩什么游戏？你既然都知道，那你也可以看看这些书、玩玩这些游戏，这样你跟他们在一起的时候，就会比较有话说啊！"如果连这一招也行不通，我会建议孩子不妨去参加一些社团、一些提升人际关系的训练课程，或一些友善的团体，通过更多的人际互动和成功经验，帮助他们轻松学习社交技巧。

医学小常识

学校进行行为治疗的技巧

1. 提供适当的教室环境和座位安排，以及分批完成的课业要求。
2. 找出孩子特定的问题及其相关情境。例如，只要有人取笑他，他就出手打人；或者只要排队，他就不耐烦。
3. 找出孩子的正确行为，例如，只要有人取笑他，他就转身走开；或者需要排队时，他可以乖乖待在队伍中。或者让他先在一旁做别的事，等到快要轮到他时，再来排队。
4. 在教师训练中提升老师的技能。例如，教授他们ADHD 的相关知识、行为训练的技巧等。
5. 老师们可灵活运用正向增强物和代币制度，用以鼓励孩子的正向行为。

帮助儿童自我控制和解决问题的七个步骤

1. 停！
2. 想一想问题是什么？
3. 要怎么办？
4. 有什么好方法？

5. 哪个方法最好?
6. 用想出来的好方法去做做看!
7. 好方法有用吗?

除了缺乏社交技巧外，ADHD 孩子在人际上还有一个大问题，就是"没耐心"。他们不爱排队，常常乱插队引发众怒，当他们抱怨："×××每次都慢吞吞，要等好久好久好久!"我都会提醒他们："你小时候也很慢，大家都会等你啊。现在你长大了，也要学着等待别人。这样才有礼貌嘛!"

关于"倾听"这件事，他们更是没耐心，同学心情不好在诉苦，或者在很兴奋地分享一件事，他们总是扭来扭去，一脸不耐烦。我会一再教他们："如果真的不想听，又不能马上走开，就在心中数数，从 1 数到 15，表示你很有诚意，愿意忍耐。下次再练习数到 20，再下次则数到 30。数得越多，表示你进步越多，朋友也会越多喔!"

家中的行为治疗

家庭是 ADHD 孩子最重要的行为治疗场域，更是支撑他们好好长大的关键。父母的支持，能帮助孩子有勇气面对困难，度过辛苦的学习过程。

我诊疗过数千名 ADHD 孩子，所以对于家长们的心情有很多感慨与体悟。身为父母，全心全意爱孩子是最基本的态度，一定要打从心底认定："我无条件爱我的孩子，如果连我都不愿意帮助他，还有谁能帮他？我绝对不会放弃他，也不会放弃希望。我愿意陪孩子一起努力！"

许多父母在孩子确诊后，难过又无措，我总是安慰并提醒他们："我们并不是因为孩子很棒才爱他，就算孩子不完美，他永远都是我们的孩子。一旦决定生养，就是一种承诺，无论孩子是什么模样，我们都要爱他，陪伴他面对所有困难，不要让他孤单无助。更何况，ADHD 是可以治疗和改善的疾病，父母千万不要失去信心。"

ADHD 孩子无论在学校、社会，都是弱势的一群，很容易被误会和排挤，回家又很容易犯错挨骂，他们也很想要有好表现，也很想得到赞美，但却得比一般孩子付出更多的努力；他们常常失败，长期缺乏肯定和成就感，很容易因为情绪压力而引发其他的身心疾病，例如抑郁症或焦虑症。

所以父母对待 ADHD 孩子要更有耐心，不要随便拿他们跟其他孩子比较，更不要在孩子犯错时脱口说出："你再这样，我就不喜欢你、不要你了！"那只会加深孩子心中的挫折感和伤痕。唯有让他们在充满安全感和接纳的环境下长大，他们才能够好好接受治疗。

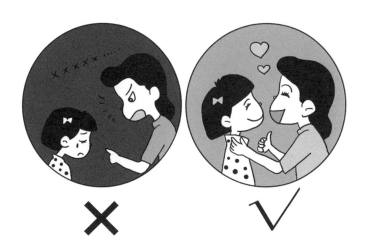

有些父母回家之后，把我对他们的规劝"背"给孩子听，嘴上挂着："高医师说你要如何如何……我也会尽量支持你。"事实上，光是用"背"的没有用，要用爱，才能让这些话语具有力量。跟孩子相处，不能用教条，也不能套理论，孩子们很敏感，可以感受到父母是否真心相信他们，是真正的爱还是言语上的敷衍。父母必须审视自己的状态，随时提醒自己，回到爱的初衷，才能够陪伴孩子走这段长路。

当然，这一切并不容易。ADHD孩子特别容易制造麻烦，让父母生气又烦恼。根据多年的门诊经验，我整理出一些亲子相处之道，希望帮助父母更了解孩子，能够顺利在家里施以行为治疗训练。

同理孩子面对日常小事时的艰难

不要轻易去责怪孩子，要明白"日常小事"对他们有多么不容易。我看孩子这么努力，心里总是很不舍："对我们来说如此简单的事情，为什么在他们身上却是这么的困难?"

以写功课来说，父母对此伤透脑筋，又气又急："为什么就不能专心快点写完，非要拖拖拉拉!"如果仔细观察他们写功课的状态，才会明白，光是乖乖安静坐着对他们而言就无比困难，他们的心思不断飞走，什么都记不住，整晚都被钉在书桌前磨蹭，却什么也学不进脑子里。他们也很痛苦呀!

父母如果能够换个角度，设身处地从孩子的处境来想：孩子真可怜，需要费尽九牛二虎之力，才能把简单的功课写完，如果换成是我，应该会很挫折、很沮丧吧，为什么同学们半个小时就写完了，我却要拖到半夜? 真的好累啊! 理解孩子的痛苦后，怒气就会变成心疼，想开口骂他的冲动也消逝无踪。甚至会转一个角度，努力去思考，如何让孩子写功课更顺利，努力想办法帮助孩子。

跟孩子沟通别搞"读心术"，孩子想什么，你不一定知道

跟孩子沟通时，千万别以为自己"无所不知"。很多误会的开场都是这样的。举个例子。

小捷长期缺乏成就感，这次为了期末考铆足了劲，把考

试范围内所有的课文读了好几遍，心想："这次一定可以进步，不用再挨骂了！"可是他考完回家翻阅课本，却发现因为太粗心，写错了好几题，心情瞬间跌到谷底，想起父母失望和生气的表情，又自责又害怕，干脆躲到电玩的世界，想要忘掉压力和情绪。

妈妈下班回家，一进门就看见小捷又在玩电子游戏，气得大骂："你为什么不念书？整天只知道打电子游戏，我就知道，你一定是考试考坏了吧？为什么老是说不听？一定是书又没念完吧！这么不认真，要怎么毕业？"

小捷低头挨骂，什么话也不敢说。睡前，他越想越担心："万一真的被退学怎么办？还是先告诉妈妈好了。"他鼓起勇气走到妈妈房门，妈妈却说："我好累，想睡了，有话明天再说吧。"

小捷回房后，越想越难过："连妈妈都不理我了，我一点用都没有，我真的好糟糕。"他躲在棉被里哭了一整晚，可是妈妈完全不知道。小捷整晚没睡，觉得人生无望，冲动地夺门而出，想撞车死了算了。妈妈陪他来门诊，才知道事情的经过，又心疼又伤心，悔不当初。早知道她应该好好听小捷说话，不应该一回家就劈头骂人，阻断了沟通的路。

很多父母都会犯同样的错，认为自己无所不知："孩子是我生的，他在想什么，我都知道！""我问都不用问，就知道他一定又在学校闯祸了！""他哪会有什么烦恼？他只要把书读好，什么事都不用管。我才是最烦恼的人！"

其实，父母没有读心术，如果不好好倾听孩子说话，就无法真正了解孩子。老师和医师也一样。有些孩子来门诊时会故意要我猜："高阿姨，我不用告诉你事情啊，你什么都知道。"我会笑笑说："我又不是神仙，怎么会知道你心里想什么呢？一定要你告诉我才行。"

当孩子表现不好时，别急着指责："你又把桌子弄乱了！""你写字为什么这么潦草！""你为什么又！……"那只会让孩子产生怨恨敌意，反叛心很快就跑出来，孩子气呼呼反击后，父母更生气，骂得更大声，噩梦般的亲子大战就又开始了。

放下责备、放下自以为是，听听孩子怎么说，你可能会很惊讶地发现，彼此之间有好多误会与眼泪，需要厘清，更需要彼此的拥抱。

控制情绪，家是最好的练习场域

ADHD 孩子经常无法控制情绪，造成人际关系不佳，也让亲子间关系紧张。父母要更有耐心，用对的方法来教导他们学习"如何控制情绪"。

1. 改变孩子的观念

不要认为父母唠叨，让孩子明白有父母耳提面命、处处关心是幸福的。

2. 不要立即反应

生气时什么话都说得出口，会伤了父母、朋友的心，找机会让孩子体会心平气和时说的话，跟发怒时说的话有何不同。再教他们，万一真的发怒了，先深呼吸 5 下再说话，比较不会冲动伤人。

3. 不用恼羞成怒地防卫

让孩子知道，无论他做了什么，父母都会原谅他，不需要遇到困境就先自我防卫，恼羞成怒地跳脚。

4. 有话慢慢讲

孩子生气时，讲话自然又急又气，父母千万不要跟着急，相反地，更应该慢慢讲话，或是用关爱的眼神看着他，不说话。如果孩子大吼大叫，父母要学着"适度地不理会"，事后再告诉孩子："你吼叫的时候，我听不到你想要讲什么，我只知道你在生气，不知道你在气什么，更不知道要怎么帮你。"

例如，孩子跟弟弟、妹妹打架，几乎吵翻天，这时候不适合讲道理，应该等到孩子的情绪比较平静时，再问他原因，他可能会说："我很生气，你都偏心！"父母这时候就会知道孩子的心结在哪里，从而可以心平气和继续跟他讨论："为什么觉得我偏心？我做了什么，让你有这样的感觉呢？……"

5. 避开生气的源头

在学校如果被同学招惹，就教孩子深呼吸 5 下，转头看别的地方，不要看挑衅的同学。万一忍不下来，也不要正面冲突，赶快离开现场去找老师。老师处理之后，如果孩子还是很伤心，可以鼓励他跟要好的同学讲讲话，或者回家告诉爸爸妈妈，甚至写在日记里。

6. 生气后，练习角色扮演

如果在学校真的发脾气了，回家可以跟爸爸妈妈练习"角色扮演"，由爸妈扮演同学，模拟学校的现场，试试看除了骂脏话跟打人之外，还有什么方法可以代替生气？可不可以好好地跟同学说："我把你当成好同学，你却这样说我，让我很难过……"教孩子以沟通技巧取代言语的冲突。

7. 家是最好的练习场所

想让孩子学会与人沟通，就要先从与父母沟通开始，让他们在家就学会控制情绪。父母也一定要记得，有自信的孩子不会认为别人是在批评他，更不容易一受到挫折就发怒。

以身作则，让孩子有榜样可以学习

以身作则是最好的教育。很多孩子跟我告状："高阿姨，我爸爸不准我看电视，叫我去写功课，可是他下班回来后，就坐在沙发上一直看电视！"大人自己都做不到的事，孩子当然不服气。

有些大人恼羞成怒，跟孩子辩解："我小时候有乖乖念书，所以现在不用念！你现在是小孩子，就应该乖乖写功课，等你长大就可以尽情看电视。"听起来好像有道理，但是 ADHD 孩子无法想象很久以前与很远之后的事情，如果他们能够有如此成熟的思考，就不需要来门诊了。

另一个常被孩子吐槽的生活习惯，是"收东西"。

ADHD 孩子时常随手乱丢东西，走到哪，东西掉到哪，搞得房间一团乱，妈妈往往一边收拾一边骂人。但是有时候父母也爱随手乱放东西，孩子挨骂时，肯定在心里回嘴："你还不是一样！"父母除了要改掉自己的不良习惯外，更要耐心地陪着孩子做，告诉他们："我知道这些要求不容易做到，可是你一定要养成好习惯，我们一起努力，妈妈做得到，你一定也做得到。"

另外，父母一定要小心自己的言行，千万不要投机取巧。ADHD 孩子对父母不好的行为会放在心上，一开始会感到矛盾不解，最后则是模仿，例如父母爱面子，喜欢说谎，脾气暴躁，孩子都会看在眼里跟着学。

营造阅读气氛，跟孩子一起读书

一次门诊时，小樱妈妈很得意地告诉我："我已经可以读英文小说了！"原来，小樱升上初中后，英文一直不好，妈妈只有初中毕业，没办法教她。妈妈灵机一动，干脆找家教，跟小樱一起学英文，母女俩还常常比赛。才两三年的时间，

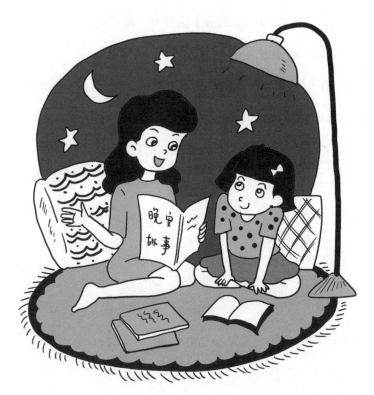

小樱妈妈英文进步神速，家中的阅读气氛也建立起来了。

　　要让孩子爱上阅读，最好的方法就是跟孩子一起阅读。孩子写功课，母亲不妨在旁边读食谱；孩子爱看小说，父母就跟着一起看，不但可以进入孩子的世界，还可以通过讨论书中的角色，鼓励孩子用多种角度思考事情。一起阅读，能让孩子知道爸爸妈妈一直很认真吸收新知识，久而久之就会营造出很棒的家庭阅读氛围。

与其责备，不如用鼓励建立孩子信心

　　培养自信心对 ADHD 的孩子很重要。很多父母在孩子失败时，常脱口而出："你怎么又做错了！怎么这么笨！你都不愿意努力！……"当孩子一试再试都失败，父母还责怪他，不仅伤害了孩子的自尊，也让孩子越来越退缩。

　　我的儿子在小学遇到挫折时，会很难过地跟我说："妈妈，我真的不知道你的血都流到哪里去了，一定没有流到我身上。我什么都做不好！"意思是他都没有遗传到我的基因。面对这么沮丧的孩子，我只能安慰他："我保证妈妈的血都流到了你的身上！都是妈妈不好，还没有让你的神奇头脑开窍，我们一起努力，你会变得很棒，慢慢地，你就可以做到！"

当孩子做不到时，请停止责骂，找到他们能力所及的起始点，给他们信心，让他们知道："做错事没关系，只要学会'修正'，只要愿意再努力，就不会犯同样的错。"从教育的观点来看，鼓励比责骂更有效。

增强学习动机

孩子的学习动机很重要，特别是年幼的孩子刚开始学习，一定要制造机会给他们一些甜头，让他们有成就感。

1. 正面的态度

我的诊间有很多孩子来来去去，对桌上物品很好奇，正好可以让我用正面鼓励的方法，激起他们的学习动机。

"阿姨，为什么你有这么多钢笔？这个很贵吧？"

ADHD 小朋友对什么都好奇，说话也很直接。

"钢笔一支好几千元，真的好贵，可是很环保，因为阿姨不会弄丢，所以可以用钢笔。"

"阿姨，你为什么这么爱写字，还写英文，好厉害喔！"连写病历，孩子们都好奇得不得了。

"写字可以让阿姨变聪明、可以记住你和妈妈说的话。而且我用功读书就会写英文，你若认真上课，以后也会很厉害喔！"

2. 用期待取代批评

父母跟孩子有很多相处时间，必须给孩子好的生活教育。与其"碎碎念"，不如改为"我期待你有好的表现"来沟通。

花花用完毛巾总是忘记拉平挂好，每次都是湿答答一团扔在毛巾架上，妈妈见一次念一次："你为什么就是不能拉平挂好？"母女俩为了一条毛巾，天天吵架。

妈妈何不改个口气呢？如果一边示范，一边耐心地告诉花花："妈妈好希望你可以把毛巾拉正，就像现在这样，让毛巾好好挂着，你愿意这么做吗？"当花花记得把毛巾拉平挂好时，妈妈也要赶快称赞她："你看，这样挂毛巾真的很棒，妈妈很开心，你明天一定也会记得的！"

3.给予相当的责任

让孩子承担适度的责任，他们表现出来的态度，常常让人惊喜。

有些小学现在已经不选固定的班长，以免让一个学生高高在上，其他同学仿佛比较差。这是相当好的安排，每个孩子都很有潜能，只要赋予他们责任，他们都会努力做到的。

小果常常被妈妈责骂"没有责任感"，上学永远迟到、课本永远忘记带，让妈妈疲于奔命。可是小果当班长的那一个星期，他必须每天第一个到学校帮同学开门，他认为这是他重要的"职责"，他很自然地负起责任，没有一天迟到。一个星期后，他很惊喜地发现："我真的可以做到"，建立信心后，迟到的坏习惯很快就改掉了。

医学小常识

在家中的行为治疗技巧：

1. 正向强化方式：提供报酬或鼓励、强化好的行为。举例：完成功课就可以做自己想做的事，看电视、玩乐高、吃冰激凌等。
2. 暂时隔离法：不好的行为出现时，将孩子暂时隔离。举例：打了弟弟，就要一个人到房间安静 5 分钟，不可以跟大家一起玩。
3. 反应代价方式：不好的行为出现时，把报酬或鼓励取消。举例：没做完功课就不能玩玩具；把姐姐的东西弄乱了，要负责整理好之外，可以再帮忙做一件家事。
4. 代币制度方式：把正向强化及反应代价结合。举例：做完功课就可得到点数，没在位子上坐好就扣点数，一星期后以点数换取奖品。

★运用这些技巧时，若不小心，就可能含有处罚的成分，造成负面效果。所以尽量以鼓励的方式和孩子沟通，才是最佳的管教方式。

4. 别用高分策略，也别让写作业变成惩罚

考试的目的，是要让孩子知道自己还有哪些地方不懂，需要进一步学习，而非故意为难孩子。考试最重要的，也不是结果，而是要让孩子们爱上读书。

有些老师喜欢把成绩打低一点，故意让人不及格，要学生们知道这门课不好学，要更认真才行。这方法对有动机考高分的孩子或许管用，但是学习动机本来就比较低的孩子，不断碰到挫折，最后可能就直接放弃了。

另一个不好的教育方式，就是把写作业当做"惩罚"，以为"罚写 10 次"既没有打孩子，还可以让他们把错误订正，是最好的方法。没想到处罚过量时，孩子根本写不完，只好乱写，还对写功课有了很负面的连结，一想到写字就害怕、讨厌。写功课变得一点乐趣都没有，怎么可能好好学习。

另外，"从游戏中学习"对 ADHD 的孩子来说，是更好的学习方式。跟父母一起玩游戏、做实验，不用钉在书桌前，一点也不枯燥，学习变有趣了，学习动机自然就会增强。

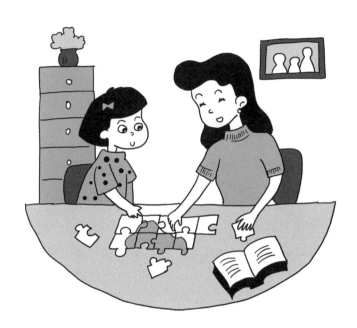

与孩子一起完成事情

　　带着孩子做家务，一起完成一件事的感觉真的很好。一起洗碗、拖地、收衣服，好动的 ADHD 孩子忙得不亦乐乎，不只增进亲子的感情，也让孩子很有成就感。

　　如果孩子乱丢玩具，千万别急着帮他收拾。骂完、念完就马上弯下腰收东西，反而让孩子不在意父母的责骂。孩子真的做不好时，宁愿多花一些时间陪孩子一起收拾，心平气和地问他："这个该收在哪里？我们把它收好。"久了，孩子们自然就知道这是自己的工作。记得多用"我们"，少用"你"。

与其指挥孩子书包放那里、袜子放这里、作业簿放在桌上，不如"实地演练"，带着他们做。当孩子把书包丢在地上时，就请他再来一次，重新把书包放到椅子上，经由潜移默化，养成把书包摆放在正确、固定地方的习惯。

共同制订生活规范，坚守生活时刻表

父母在家里有太多事情要盯着孩子，不如一起讨论生活时刻表，把每天该做的事情排出时间顺序。孩子参与讨论，才不会订出看动画片的时间得去洗澡的惨剧。一旦经过双方同意、确认，这份时间表就必须严格遵守。

当然，孩子们不会主动守时，就算动画片演完，他们还是会耍赖说："等一下嘛！"妈妈不用吼骂，只要态度坚定地把电视关掉，告诉他们："没有等一下，现在就去洗澡。"没有责骂，但是态度清楚，孩子们就会遵守。

　　孩子确实遵守时间后，别忘了赞美他们："你好棒，可以遵守约定，而且把时间都省下来了。"要让孩子明白，每一回说"等一下"，其实只是把痛苦的感觉往后拖延而已，该做的事情却一样也没做完。

　　话虽如此，ADHD 的孩子真的很会拖拖拉拉，老是说："等一下嘛！"你可以心平气和地说："我们不要把宝贵时间浪费掉，就是现在！"加上肢体，让他开始起身动作，再称赞他。

吃够睡足，才不会造成专注力与自我控制力低落

　　成长期的孩子一定要吃够睡饱，才不会影响发育，也能提升学习力与专注力。饮食方面，孩子喜欢吃父母眼中的垃圾食物——炸鸡、薯片、可乐等。与其强制他们、管控零用钱、冰箱里只放健康食品，还不如跟他们讨论："为了健康，某类食物绝对禁止，但有些食物，虽然不太健康，还是可以吃一些。"每个人都有选择喜爱食物的权利，适度让孩子吃

些零食无伤大雅。

　　睡眠，是孩子的大问题。相关研究指出，台湾孩子的睡眠时间比较少。青春期的孩子需要靠规律、足够的睡眠，才会正常地分泌生长激素，并让身体得到足够的休养。

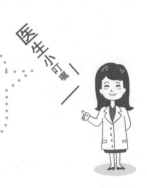

　　早睡早起，心情愉快，时间充裕，吃个营养、健康的早餐，好好滋养脑部，开始一天专心又充实的学习啰！

　　我曾在参加我孩子的家长会时，听到过校长强调："初三晚自习到9点后回家，一定要读到12点才能上床睡觉。"我身为母亲，又是专业的精神科医师，劝告校长："晚睡对孩子脑部、身体发育都不好，应该回家后就准备上床，让他们多睡。"可惜校长、老师和大部分的家长并不认同我的建议，只希望孩子的成绩好。

睡眠对 ADHD 的孩子尤其重要，可以帮助他们更有专注力与自我控制的能力，睡眠不足，身体与精神变差，情绪容易低落，会造成恶性循环。睡眠之外，如果能够加强运动，不但可以发泄过多的精力，还可以训练手眼的协调、让心情愉快。

不过，也不是只有学校的功课会让孩子焚膏继晷，计算机游戏才是他们废寝忘食的主因。许多父母以"管控使用时间"来规范孩子，却造成更大的冲突。我则通常用劝导的方式："高医师保证，以后一定有更好玩、更新的电脑游戏，但是你成长只有这几年，睡得够才会长得高、又聪明，长得帅、变漂亮，又不会长青春痘，因为过了这段时间，就没有机会了。这时记性最好，多读书，记在脑子里，谁也偷不走，可以用好几十年。你先好好睡觉，快快长大，以后长大若还有兴趣，多的是时间和更好玩的游戏可以玩。"

有些孩子反叛心强，不喜欢被管束，只要让他们知道："你的人生很长，父母跟医师只需要为你负责到 18 岁，他们是最关心和爱你的人，只要这四五年好好听爸妈和医师的话就好了。若能听进去，往后的几十年，你会过得比较快乐。"孩子听到会比较放松。否则，光是想到父母要管自己一辈子，反抗心就升上来。

接受孩子天马行空的想法，帮助他们找到兴趣

每个孩子都有独特的潜能与优点，父母的责任就是帮助他们找到潜能。特别是 ADHD 的孩子，他们脑袋里有很多想法，挑战着父母原有的框架。父母千万不要压抑那些天马行空的想法，它们可能不切实际，却充满想象力。

当孩子抛出奇特想法时，不要嫌烦，一味地把他们赶去写功课，而是要给他们充分的时间与空间表达自己。传统的学习方法与学校课业大都很枯燥，根本无法引起学生的兴趣，更别提激起他们的潜能了。父母倒是可以常常鼓励孩子多看书和参加活动，以弥补学校教育的不足。

ADHD 孩子是梦想家，不是执行家，他们有旺盛的精力、热爱冒险、不怕吃苦。只要能够帮助他们找到兴趣，他

们就有很大的机会发光发热。

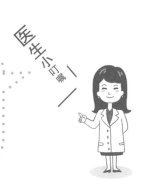

吃饱睡足、多运动、多阅读，可帮助 ADHD 的孩子稳定情绪、增加认知能力、身体健康。良好身心状态是 ADHD 孩子病情稳定的基础。

一次只做一件事，体会"完成事情"的美好感觉

ADHD 的孩子太容易分心，老是同时做五六件事情，结果就是什么都做不好。让他们体会"完成事情"的美好感觉很重要，否则他们很容易把事情起个头就扔下不管，明明只要耐下性子收尾就可以有个美好的句点，他们偏偏做不到。

毓维是我从小照顾的孩子，现在已经是电子公司的主管，能力很好，也相当聪明，可惜他的博士念了 10 年都还拿不到学位。其实他的论文早就写完，只要把格式调整好，就可以拿到学位，他偏偏留下个尾巴，因为他又找到另一件有趣的事情了。

训练孩子"把一件事情做完"相当重要，无论他们怎么耍赖，我都坚持要看到他们完成，因为这是人生中很重要的经验，只有这样他们才会相信自己，知道自己"真的可以把事情做完"。

训练要从小开始，例如作业分段写，不停地体验到"完成一件事情"的快乐感觉；也可以利用定时器，当孩子写功课时，为他们设定一小段时间，让他们学会在时限内完成。例如鼓励他们在 20 分钟内写完 3 行功课，这是很容易达到的目标，可以累积他们的成就感，养成在设定时间内完成事情的习惯。

写功课的空间，不要放课本以外的东西

为了让孩子好好学习，父母愿意付出一切，为他们布置最棒、最漂亮的书房，却没想到精心设计的一切，反而让孩

子分心。

最适合他们的书房，要漆白色油漆，桌面也是白色，桌子上不要有任何的玩具、图片、故事书，当孩子在写功课时，桌上只有课本，他才能专心在作业本上。

我们家的孩子在上大学前，很喜欢在餐桌上和我一起读书工作，两个孩子各据一方，桌子收得干干净净，只摆了他们正在写的作业，写完一批就拿走换下一批，清清楚楚，比较容易专心。更重要的是，孩子在写功课时，家里没有人看电视，他们才不会因为受吸引而分心。

设定自我检核表，帮助孩子记得

ADHD 孩子很健忘，最好的方法就是设计各种"检核表"。收书包时参考家庭联络簿，把该带的课本收好。甚至设计成表格，每收好一件物品就打一个勾，便于确认。

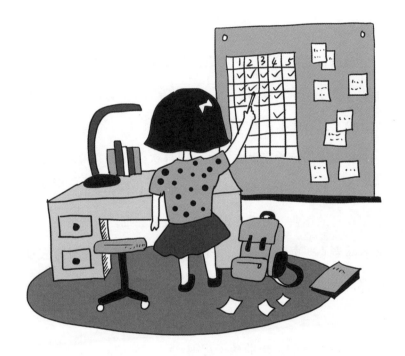

便利贴能帮助他们记忆，怕忘记的事情马上写下来，贴在课本封面，该缴的班费、额外的练习本，老师一交代就马上写下来贴好，保证不会忘记。随身小笔记本也很实用，可以让他们把想讲的话、突然想起的事情，好好地写下来。

手机也是很好的工具，用手机订行事历，时间一到，手机就会传短信提醒："该看历史了！""该算数学了！"督促他马上去做，不会再忘东忘西。

培养团队精神，从运动中学会配合他人，建立同伴关系

ADHD 的孩子在选择运动项目时，建议以团队运动如篮球、排球为主，借由团队运动，学会与人互动、团队精神，以及配合他人。孩子为了打球，必须配合别人的打球时间、配合防守进攻的策略，无论对组织能力或者人际互动，都是很好的训练。尤其是男生会打篮球、排球，更容易交到朋友。

家有 ADHD 小孩，父母真的得多费心思，除了要把家当成最好的治疗场所外，一定要好好跟学校沟通，帮助孩子顺利成长。请记得，支持和鼓励并不是放纵，如果凡事都顺着孩子，完全不加以规范和矫正，那对孩子绝对有害无益。

达明是我的个案，现在念高中三年级，父母亲为了让他"快快乐乐成长"，毫不约束他，从小学二年级就送他到森林小学，让他在山林里随性发挥，却没有教育他。

有一天，他自己从山上跑来找我，哭着说："高医师，我好害怕，我要毕业了，却什么都不会。我以后要做什么？

我都不知道。我的未来该怎么办？"

达明不是特例，甚至有 30 岁的患者在我的门诊室里哭了："我好难过小时候没有好好治疗，我明明有能力念书，却念得不好，爸妈也不管我。现在我都 30 岁了，要怎么从头开始？我又不能再回去念小学和初中。我觉得自己好没用。"

父母的"随性"变成了"放任"，让孩子失去自信心、成就感与竞争力，对孩子并不公平。

孩子的成长，是父母的责任，一旦生下孩子，就该为他们付出爱，负起照顾和教养的责任，希望他们未来可以成为对社会有所贡献、有能力追寻梦想、活出自己潜能的大人。ADHD 孩子虽然看似难以约束，但只要找对方法，持续努力，他们一样可以拥有健康快乐的人生。

医学小常识

针对青少年及成年 ADHD 患者的生活小技巧
（以训练"组织"与"等待"技巧为主）

1. 随身携带掌上电脑或是笔记本，将该做、该记的事情马上记下来，千万不要偷懒，因为注意力一分散，该做的事就会忘光光。

2. 不要经常更换包包，常用的东西固定放在一起。也可以准备一个小袋子，每次出门必备的东西都整理在一起，例如钱包、手机、钥匙、行程表。

3. 写着注意事项的笔记本也可以当作检核表，每完成一件事情，就在笔记本上做个记号，记号越多，表示事情正在一样一样完成，很有成就感。

4. 每次讲话之前，特别是生气的时候，先思考 30 秒，或在心中默数 1 到 30，不要急着回话。

5. 在家里安排一个私人的区域，作为训练专心的地方，规定自己每天一定要坐在这里看书、写作业或处理工作，每次至少 30 分钟才能站起来走动。耐心是可以培养的，经过反复练习，一定会有进步。

应允真爱

孩子患有 ADHD，对父母是一大挑战，对孩子本身更是一生的功课。停不下来的孩子，常惹得父母发怒，因此充满挫折。

《儿童多动症父母自助手册》一书，结合了我 20 年的临床经验及研究报告，用浅显易懂的语言，帮助爸爸妈妈了解 ADHD 孩子的行为模式，也深入浅出地叙述行为治疗与药物治疗的重点。

父母们千万别灰心放弃，只要能够掌握行为治疗的方法，让学校跟家庭同步合作，并配合医疗，以最大的爱心耐心，一步一步来，就能改善孩子的情绪、行为、学习表现与社交技巧。

当我们把孩子带到这个世界上，就应允了他们无私的爱。ADHD 的孩子更需要无条件的爱来包容、了解。

祝福每一位 ADHD 的孩子都能够找到自己的路，拥有美好光明的未来。

ADHD 的脑功能及基因研究

前言

ADHD 是儿童青少年精神疾病中一个常见的临床问题，对个人学业、工作及人际关系等层面产生极大影响。虽然造成 ADHD 的病因尚无定论，但由于目前分子基因与影像医学的研究进展迅速，我们可以从神经心理学、神经生理学、神经影像学、动物疾病模型以及基因等各个不同方面，来探讨 ADHD 的致病原因以及病理生理机制。

神经心理学

借由神经心理测验，可间接评估人类的知觉、认知与行为等脑部功能。过去的神经心理学研究发现，ADHD 患者的行为表现是由于脑部功能异常所致，其中前额叶与纹状体回路及前额叶与顶叶回路相关的研究最多。与 ADHD 最有关连性的神经心理功能障碍包括抑制功能、工作记忆、反应时间的变异量、延迟厌恶、视觉记忆，以及时间知觉。

停止作业（Stop task）与斯特鲁普测试（Stroo ptest）是测量抑制功能常用的神经心理作业。停止作业是让受试者先对某一刺激产生反应的连结，然后随机出现停止的信号，估计个案产生抑制行为功能所需要的反应时间（Signal Suppression Reaction Time，SSRT）。研究显示 ADHD 组的反应时间比正常组慢，显示 ADHD 患者行为抑制功能的缺损。

功能性磁共振（fMRI）的研究指出，SSRT 最主要是由前额叶与其他脑区回路负责。斯特鲁普测试除了测量抑制功能以外，也牵涉语言、注意力等其他功能，涉及的大脑部位包括前扣带回、顶叶下部、视丘与语言有关的部位。因此在斯特鲁普测试表现的差异，不能只归类为抑制功能的障碍。

ADHD 患者也有明显的工作记忆障碍。测量工作记忆的神经心理学测验有多种，包括数字逆背、自控点选（Self ordered pointing，SOP）等。SOP 作业是请受试者看图片并点选之前没有出现过的物品，它包含的心理过程，除了工作记忆外，也包括抑制错误的反应与视觉空间能力。MRI 的研究指出 SOP 作业与前额叶背侧有明显关连性。

虽然 ADHD 的冲动行为症状可以由前额叶执行功能异常的行为抑制功能理论所解释，不过却有另一些学者提出延迟厌恶的理论，认为 ADHD 的三个行为症状，注意力不足、多动与冲动皆是个体想要逃离与躲避时间延迟所产生的不适感，为了适应环境而出现的功能性行为。在延迟满足的作业中，ADHD 孩子总是倾向选择即时且较小的奖赏，这类行为通常被学者视为冲动行为，但是对于 ADHD 患者而言，却可以减少参与作业的时间，而减少了时间延迟的厌恶感。这样异常的行为偏好表现，也造成许多认知功能如工作记忆、组织计划等功能无法正常发展与运作。ADHD 患者也有视觉记忆障碍，包括空间辨识记忆、图形辨识记忆、配对关联学习、延迟图形配对等功能，这些障碍会导致日常生活功能与课业学习困难。以剑桥计算机化神经心理测验组套（Cambridge Neuropsychological Test Automated Battery，CANTAB）

施测，发现 ADHD 患者及其未患病手足在空间辨识记忆与延迟样本配对等测验上都呈现明显障碍。未来我们将进一步结合基因研究，以找出造成此视觉记忆内在表现型的相关基因。

时间知觉评估一个人的主观时间感，研究显示 ADHD 患者有时间知觉障碍，因此有无法耐心等待的冲动症状，并且时间管理差。当 ADHD 患者面对无法选择的环境时（如课堂上的学习情境），为了逃避时间延迟所带来的不适感，只好创造或是注意一些与时间线索无关的活动，以转变对于时间长度的知觉，让时间感缩短。ADHD 患者及其未患病手足在单测验（single task）与双测验（dual task）中均呈现明显障碍，因此时间知觉障碍也可被视为 ADHD 的内表现型。

神经影像学

常见的 ADHD 研究方式可分为结构性及功能性影像学研究。结构性研究常以 MRI（磁共振）分析脑部体积、皮质厚度，弥散张量成像（Diffusion Tensor Imaging，DTI）及最新的弥散频谱成像（Diffusion Spectrum Imaging，DSI）技术可以分析白质的神经束连结。功能性研究常以正电子发射断层扫描（Positrion Emission Computed Tomography，PET）或 fMRI 分析脑部血液灌流及含氧量的变化，以间接得知神经活动的状态。

许多结构性研究一致发现，ADHD 患者脑区的体积较正常人小，包括大脑的背外侧前额叶皮质、眶额叶皮质、尾状核、苍白球、前扣带皮质及胼胝体，以及小脑的后下叶及蚓部。

研究显示 ADHD 患者的大脑皮质成熟较晚。一般儿童的额叶大脑皮质厚度大约在 7~8 岁达到顶端，但 ADHD 孩子要 11 岁左右才达到顶端。到了青少年时期，一般人的大脑皮质会开始变薄，ADHD 患者若没有接受治疗，其大脑皮质变薄的速度会更快，因此，ADHD 患者在脑部生理学发展方面确实有明显的异常。

DTI 及 DSI 可以提供关于脑内神经纤维束的走向及完整性，能够直接呈现脑部区域之间结构上的连接。除了大脑皮质异常之外，研究也显示 ADHD 患者的脑部神经连结方面可能有缺损，例如在右侧半脑的前动作区、内囊的前肢和大脑脚，以及左侧半脑的小脑脚、小脑和顶叶枕叶区，两侧脑部由额叶、纹状体、顶叶到小脑的神经网络，都有功能性连接缺损的现象。

近期研究发现在额叶、小脑、皮质脊髓束、上纵束及前放射冠等脑区及神经，ADHD 患者的白质的完整性不同于正常人。台大 ADHD 研究团队的初步研究也显示 ADHD 儿童及成人患者有脑部神经联结障碍。

fMRI 可以呈现脑部血氧浓度的状态，间接反映出神经活动的状态。不同的认知测验，会引发不同脑区的活动。研究发现，ADHD 患者的脑部活动异于一般人，最常被提出的异常为额叶纹状体、额叶—顶叶及额叶—小脑回路。

PET 也是大脑功能性研究的重要工具，利用不同的放射性物质，可以提供脑部的葡萄糖代谢及血液灌流的信息，也可用于研究多巴胺的代谢及多巴胺相关的接受器。因 PET 有辐射的问题，在伦理上不适合用于儿童及青少年研究，近年来分析脑功能活动时，已逐渐用 fMRI 取代 PET。

整合上述研究结果，ADHD 患者最常被报告异常的区域为前额叶、前扣带皮质、纹状体及小脑。背外侧及腹外侧前额叶皮质均和许多执行功能相关，像是注意力、计划、工作记忆等能力，而腹外侧前额叶皮质又和行为抑制相关；前扣带皮质属于奖赏回路的一部分，其功能和注意力、行为抑制、觉察错误及动机相关；纹状体被认为和执行功能及奖赏回路相关；小脑可能和认知功能相关，但其作用仍有待厘清。

而 ADHD 患者最常被报告异常的神经纤维束为额叶—纹状体回路。目前台大的研究团队正进行全脑上百条神经轴束分析，以了解其他的神经纤维束在 ADHD 患者身上的变异。

神经电生理学

大约有30% ~ 60% 的 ADHD 患者，曾经被报告有脑电波的异常量化（Quantitative Electro-encephalography，QEEG）。研究发现，不论在休息状态或进行认知活动时，ADHD 患者

都显示有过多的 θ 波，同时伴随有 α 波与 β 波的缺损。

综合上述神经生理学研究结果，ADHD 患者在脑部皮质发育、神经联结，以及电生理活动方面都出现异常，而这些生理变化也可以被当作 ADHD 的内在表现型，未来的研究可结合神经心理学与神经生理学两方面的内在表现型，以便更完整并全面地探索 ADHD 的病理生理机制。

动物模式

动物研究显示 ADHD 症状与单胺神经传导系统的异常有关，其中经常被研究的是多巴胺和去甲肾上腺素系统，最具代表性的 ADHD 动物模型是自发性高血压大白鼠（spontaneously hypertensive rats，SHR），在脑部去甲肾上腺素与多巴胺浓度不平衡时，老鼠会表现出 ADHD 的核心症状。除了外在的表现之外，神经心理学测验也显示 SHR 有认知功能的缺损。与对照鼠相较，当延迟给予增强物时，SHR 较不容易产生新的学习反应，空间记忆较弱，在听觉刺激测验中，也显示较少的惊吓反应。上述这些神经认知功能的异常，都有助于进一步了解 ADHD 的神经生理学变化。

虽然 SHR 被认为是具代表性的 ADHD 动物模型，但是有些研究发现 SHR 并不能完全代表人类的 ADHD 模式，例如在某些专注力测验，以及药物反应的研究中，SHR 并未显示出明显效果。人类脑部生理病理变化的复杂性，不能以单一的动物模型研究来推论。除了老鼠以外，其他的动物模式也曾用于 ADHD 研究，例如暴露于多巴胺神经毒素中的猴子，除了出现不专心的症状，同时有注意力转移以及时间知觉的障碍，可作为研究 ADHD 注意力不足亚型的动物模型。

基因

ADHD 属于复杂的遗传性疾病，可能和很多基因都有关联性，这些个别的基因虽然不会直接导致疾病，但会增加或减少罹病机会，而 ADHD 可能是这些基因与各种环境因子交互作用的结果。目前有几种遗传学方法来寻找 ADHD 的致病基因，例如相关性分析（association analysis），全基因组扫描（genome-wide scan），复制数变异（copy number variation，

CNV）等。

目前的相关性分析显示的可能候选基因种类非常多，集中在两个主要的神经传导系统：多巴胺系统，及去甲肾上腺素系统。其中 DAT 是最常被提到的 ADHD 候选基因，因为治疗 ADHD 的中枢神经兴奋剂是借着阻断多巴胺传导以达到效果的。台大的研究团队证实 DAT 基因和 NET 基因与 ADHD 的注意力不足亚型相关；且 DAT 基因与空间记忆，NET 基因与视觉记忆有显著相关。

其他常被研究的候选基因有 DRD4、DRD5、DBH、5-HTT、HTR1B 和 SNAP-25。虽然 ADHD 是高遗传性疾病，但至今并未找到确定的致病基因，未来将进一步探讨基因与基因、基因与环境之间的交互作用。

ADHD 的全基因组扫描并未发现任何基因达到统计上的意义，在量性分析方面，CDH13（和细胞黏合相关）基因与 ADHD 的整体症状总分之间有显著相关性，另一个 GFOD1 基因与注意力不足分数有关。

过去认为像 ADHD 一样常见的精神疾病可能是由常见的

基因变异所造成，但最近研究发现 ADHD 可能也与某些少见的基因变异有关。例如有文献报告，在染色体 16p13.11 有一段复制数变异与 ADHD 有非常显著的相关性，未来对这些复制数变异的研究将有助于更了解 ADHD 的致病机制。

药物基因学与影像基因学

近年来由于研究工具不断进步，已经有愈来愈多研究探讨药物、影像医学与基因之间的关系，因而形成药物遗传学（pharmacogenetics）以及影像基因学（imaging genetics）等新兴学科。

在药物基因学方面，研究焦点集中在药物反应与 DAT 基因型之间的关系，因为 DAT 基因所转译合成的蛋白质多巴胺传导正是治疗 ADHD 药物 MPH 作用的位置，但过去研究却显示了不一致的结果，可能与研究设计上的不同（前瞻性或回顾性研究）有关，另外像药物剂量的使用方式以及结果测量的工具，都有可能导致研究结果的差异。

未来的药物遗传学研究除了针对上述这些因素加以控

制之外，也需要对不同的基因（如 DRD4、DRD5、DBH、5-HTT、HTR1B、NET），不同的药物（如择思达），以及基因与基因的交互作用等议题加以探讨，而这些研究结果将有助于个人化医疗的发展，未来可根据 ADHD 个案不同的基因型来选择最合适的药物治疗，以提升治疗效果并降低副作用的发生。

影像基因学方面，可深入探索基因型对脑部结构以及功能所产生的影响，并了解 ADHD 由基因变异到神经系统异常的生理病理机制。除了 DAT 基因之外，也有研究针对 DRD4 基因进行探讨，例如 DRD4 基因第三个外显子（exon Ⅲ）上带有 7-repeat allele❶ 的个案，右侧前额叶以及后顶叶的脑部皮质较薄。另外有研究指出，其小脑皮质也显著较薄，这些研究结果都证实了 DRD4 基因确实会对 ADHD 患者的脑部产生明显影响。

❶ 7 重复等位基因。——编者注

结论

　　综合上述的研究显示 ADHD 是属于遗传疾病中的复杂疾病，意即 ADHD 并非单一致病基因所造成，而是许多相关的基因共同作用所产生的神经发展疾病，在脑部的神经结构与功能上，以及在神经心理功能及行为表现上，皆呈现异常，有待科学界持续的研究与探索。

延伸阅读

［1］王意中. 301 个专注力教养秘诀［M］. 台北：智园出版社，2013.

［2］吴沁婕. 我的过动人生［M］. 台北：策马入林文化事业，2012.

［3］欧尔罗夫. 不是你不再有吸引力，是他缺乏注意力［M］. 丁凡，译. 台北：远流，2012.

［4］泰勒. 我 ADHD，就读柏克莱［M］. 李美华，译. 新北：智富，2011.

［5］林满秋. 小 J 的聪明药［M］. 林满秋，台北：小鲁文化，2011.

［6］艾利生. 过动妈咪 vs. 蜜蜂儿子：好动母子的冷静之旅［M］. 王若英，译. 台北：智园出版社，2011.

［7］史丹利·葛林斯班，雅各布布柏·葛林斯班．过动不需药［M］．张明玲，译．台北：智园出版社，2011.

［8］李宏镒．当妈妈遇见过动儿［M］．新北：心理出版社，2011.

［9］沃莫．我的过动症：一段从寓言到辅导的旅程［M］．陈绮文，译．新北：心理出版社，2011.

［10］昆恩，史登．注意力不足／过动症怎么办：及时煞车，化解威胁［M］．陈信昭，王璇玑，译．台北：书泉，2010.

［11］孟斯特拉．教养过动儿：医学没告诉你的十件事［M］．许晋福，译．新北：世茂，2008.

［12］李宏镒．遇见"过动儿"，请转个弯［M］．新北：心理出版社，2008.

［13］索纳．让过动儿也有快乐人生［M］．余欲弟，译．台北：新手父母出版社，2007.

［14］许世勋．停不住的小孩［M］．台北：桔子工作室，2007.

［15］犁人 . 过动儿小米的生活纪事［M］. 台北：新苗文化，2006.

［16］蔡美馨 . 过动儿的教养妙方［M］. 台北：新苗文化，2004.

［17］犁人 . 过动儿小米十三少年时［M］. 台北：新苗文化，2004.

［18］Lauth, Schlottke. 儿童注意力训练手册［M］. 杨文丽，叶静月，译 . 台北：张老师文化，2003.

［19］巴克立 . 过动儿父母完全指导手册［M］. 何善欣，译 . 台北：远流，2002.

［20］Hallowell. 分心不是我的错：正确诊疗注意力缺失症，重建有计划的生活方式［M］. 丁凡，译 . 台北：远流，2000.

［21］Bloomquist，等 . 行为障碍症儿童的技巧训练［M］. 陈信昭，陈碧玲，译 . 新北：心理出版社，1999.